LE
TABES DORSALIS

DÉGÉNÉRESCENCE
DU PROTONEURONE CENTRIPÈTE

PAR

Le Docteur Ernest de MASSARY

ANCIEN INTERNE DES HOPITAUX DE PARIS,
MEMBRE DE LA SOCIÉTÉ ANATOMIQUE.

PARIS

GEORGES CARRÉ, ÉDITEUR

3, Rue Racine, 3

1896

LE TABES DORSALIS

DÉGÉNÉRESCENCE DU PROTONEURONE CENTRIPÈTE

LE
TABES DORSALIS

DÉGÉNÉRESCENCE
DU PROTONEURONE CENTRIPÈTE

PAR

Le Docteur Ernest de MASSARY

ANCIEN INTERNE DES HOPITAUX DE PARIS,
MEMBRE DE LA SOCIÉTÉ ANATOMIQUE.

PARIS
GEORGES CARRÉ, ÉDITEUR
3, Rue Racine, 3

1896

C'est un honneur pour moi de pouvoir remercier ici
publiquement mes maîtres dans les hôpitaux :

M. Nélaton,.................... (internat 1892).
M. Chauffard.... (externat 1889 ; internat 1893).
M. Rendu, stage 1887.......... (internat 1894).
M. Brissaud.................... (internat 1895).

Ces maîtres m'ont prodigué les enseignements de leur
profonde érudition, et m'ont journellement montré l'exemple de l'honneur professionnel.

Je me plais à rappeler leur grande bienveillance à mon
égard ; elle s'est témoignée dans des circonstances nombreuses ; je n'ai par contre que cette occasion de les assurer
de ma reconnaissance ; je ne la laisse pas échapper.

Cette bienveillance me permet encore d'affirmer ici, non
seulement mon respect pour eux, mais, j'ose le dire, mon
affection.

Je tiens à assurer de ma respectueuse gratitude : M. le
professeur Potain, qui a bien voulu m'accepter comme
externe en 1890 ; M. Budin, mon maître en obstétrique ;
MM. Gombault et Roux qui m'ont enseigné l'anatomie pathologique et la bactériologie.

Enfin, je ne saurais trop remercier MM. Siredey, Potherat, Castex, Rochard, F. Widal, Launois, de la bienveillance qu'ils m'ont toujours témoignée.

M. le professeur Raymond veut bien accepter la présidence de cette thèse. C'est un honneur dont je sens tout le prix, et dont je lui suis tout particulièrement reconnaissant.

LE TABES DORSALIS
DÉGÉNÉRESCENCE DU PROTONEURONE CENTRIPÈTE

INTRODUCTION

Parmi les nombreux problèmes que présente l'étude de
la neuropathologie, il n'en est pas de plus discuté que celui
qui a pour but de fixer le point de départ du processus
anatomique du Tabes dorsalis.

Depuis 1858, date d'apparition de la première description donnée par Duchenne de l'ataxie locomotive progressive, jusqu'à nos jours, les controverses les plus brillantes
ont été soutenues au sujet de la nature intime de cette
affection. A ces discussions ont pris part tous les maîtres
de la Neurologie.

Ce n'est donc pas sans une grande appréhension que
j'aborde ce sujet ; il me semble téméraire de soulever
une si vaste question, et j'aurais certainement renoncé à
cette tâche si je n'avais été guidé par une série de leçons
faites par mon maître, M. Brissaud, à l'hôpital Saint-
Antoine, en décembre 1894, janvier et février 1895. J'ai eu
dès lors la confiance nécessaire ; et des recherches que
j'ai poursuivies depuis, résulte pour moi une conviction
absolue. Ces recherches ont porté, soit sur les organes

1

d'un malade tabétique, point de départ de cette étude, soit sur les organes provenant de malades morts d'affections quelconques, ces dernières recherches ne me servant que de contrôle.

Un point paraît désormais hors de doute, c'est l'origine exogène des lésions médullaires tabétiques. Cette théorie qui reconnaît comme défenseurs : Hallopeau, Leyden, P. Marie, Déjerine, Babinski, Marinesco n'est plus discutée ; elle est prouvée par l'étude de l'anatomie normale et pathologique, l'étude du développement, celle des dégénérations secondaires.

Le tabes a donc comme substratum anatomique, la dégénération des fibres radiculaires postérieures. Ceci est admis par tous les auteurs ; mais les discussions commencent lorsqu'il s'agit de préciser le point de départ de la dégénération de ces fibres. Les uns incriminent le tissu interstitiel, les altérations méningées ; les autres font du tabes dorsalis une affection primitivement parenchymateuse.

Les diverses théories que l'on a proposées pour expliquer le processus anatomique du tabes dorsalis, peuvent ainsi se grouper en deux classes bien distinctes qu'il est nécessaire d'étudier séparément.

Dans une première partie, j'exposerai quelles sont les opinions les plus récentes, faisant de la dégénération des fibres nerveuses une lésion secondaire à une méningite, postérieure ou radiculaire.

Dans une seconde partie, j'espère pouvoir démontrer que le protoneurone centripète, organe autonome, hautement différencié dès le début de la formation embryonnaire possède, de par son origine même, des aptitudes morbides spéciales, et que sa souffrance se traduit cliniquement par le syndrome de Duchenne.

PREMIÈRE PARTIE

THÉORIES INTERSTITIELLES

PREMIÈRE PARTIE

THÉORIES INTERSTITIELLES

Certaines données cliniques relatives au rôle pathogénique des infections, de la syphilis en particulier, dans la maladie de Duchenne ont, depuis quelques années et tout récemment encore, suscité de nombreuses recherches anatomiques et anatomo-pathologiques. Deux théories, appuyées sur les mêmes considérations générales, sont actuellement en présence.

Obersteiner et Redlich, d'une part, placent la lésion primitive du tabes, à l'endroit où les racines pénètrent dans la substance médullaire.

Nageotte, d'autre part, cherche plus loin de la moelle, et trouve une névrite interstitielle transverse entre l'émergence de la racine dans la cavité durale, et le ganglion rachidien.

Ces deux théories doivent être exposées avec quelques détails.

Théorie d'Obersteiner et de Redlich (1).

Au point précis où les racines postérieures abordent la moelle, il existe une disposition particulière entrevue par Stilling, étudiée complètement et avec beaucoup de détails par Obersteiner et Redlich.

Sur les coupes transversales que l'on pratique ordinairement pour l'étude de la moelle, on peut voir déjà que les racines postérieures présentent au niveau de leur entrée, une structure plus compacte ; et, qu'elles sont, en quelque sorte, encerclées par un repli de la pie-mère. Pour mettre cette disposition en évidence, il faut de toute nécessité pratiquer des coupes longitudinales passant par les axes mêmes des racines lors de leur entrée dans le sillon collatéral postérieur.

Sur les préparations faites de cette manière, on remarque qu'à l'endroit où les racines traversent la pie-mère, elles présentent un étranglement produit par cette dernière. Au fond de l'encoche formée par les faisceaux nerveux déprimés apparaissent nettement les tractus fibreux de la méninge, parmi lesquels cheminent un ou plusieurs vaisseaux. La couche de névroglie qui tapisse la face interne de la pie-mère médullaire, se rétracte, devient plus dense, envagine sur une certaine longueur la racine postérieure, puis disparaît peu à peu. La racine elle-même subit à cet endroit une condensation de son tissu ses faisceaux

---

(1) Prof. Obersteiner und Redlich. Ueber Wesen und Pathogenese der tabischen Hinterstrangsdegeneration. *Obersteiner Arbeiten*, 1894.

s'accollent plus intimement ; les plus périphériques cher
chent à éviter l'étranglement en se courbant en arc.

Certaines fibres nerveuses présentent même souvent
des modifications de structure ; elles deviennent irrégu-
lières, plus minces. Leur myéline se fragmente et dans
quelques tubes disparaît complètement sur une courte
distance. Quant au cylindre-axe, il ne subit, à l'état normal,
aucune modification.

On sait que toutes les tiges radiculaires forment autour
de la tête de la corne postérieure une masse de fibres que
l'on peut répartir en deux groupes : un groupe interne,
et un groupe externe. Le groupe interne correspond à la
moitié interne de la substance de Rolando, en plein faisceau de Burdach, dont il constitue la partie externe ; il
est composé de fibres grosses et à développement précoce. Le groupe externe, décrit par Lissauer, occupe un
espace appelé par cet observateur la zone marginale, ce
groupe ne contient que des fibres grêles. Il était intéressant de rechercher quels sont les rapports respectifs de
ces deux sortes de fibres au niveau du passage de la
racine dans l'anneau que forme la pie-mère en cet endroit.

Ce point a été élucidé par Obersteiner et Redlich : les
fibres grêles de Lissauer entourent les faisceaux de plus
gros calibre d'un revêtement continu, et, sont ainsi en
contact direct avec l'étranglement mentionné. Ce fait a
une importance capitale, car ce sont ces fibres fines qui
dès les premiers stades du tabes dégénèrent et disparaissent.

Ces dispositions anatomiques présentent quelques différences suivant l'étage de la moelle considéré. L'endroit où elles se montrent avec le plus de netteté est certainement le renflement lombaire. Au niveau du renflement cervical, les racines postérieures sont bridées par des tractus conjonctifs, dépendant de la méninge, et décrivent ainsi une courbe à concavité inférieure. Partout ailleurs l'étranglement existe également; mais il est beaucoup moins marqué.

Obersteiner et Redlich croient pouvoir trouver dans les conditions embryologiques l'explication de cette conformation particulière. Les racines postérieures naissent en effet des cellules glanglionnaires, cellules extra-médullaires; elles croissent et se dirigent en sens centripète pour aborder la moelle. Il est donc possible de comprendre qu'au moment où elles traversent la pie-mère elles subissent, de ce fait seul, une sorte de condensation. Ceci explique pourquoi on retrouve cet étranglement, quoique moins accuentué, sur des moelles de nouveau-nés. Si l'on retrouve chez des individus âgés cette disposition normale très exagérée elle pourrait peut-être avoir été provoquée par des modifications de la pie-mère ou des vaisseaux.

Cette description d'une région anatomique normale peut paraître un peu longue; il est cependant indispensable de la bien connaître, car cet étranglement constitue un lieu de moindre résistance où Obersteiner et Redlich placent la lésion primitive du tabes dorsalis.

Plusieurs catégories de faits militent en faveur de cette opinion. C'est ainsi que le segment de la moelle, où les étranglements radiculaires sont les plus manifestes (renflement lombaire), est précisément celui qui est le premier et le plus fortement lésé dans la maladie de Duchenne. Une autre preuve est fournie par l'examen des lésions radiculaires dans les cas de tabes au début : les modifications extra-médullaires des racines postérieures dans ces cas, sont beaucoup moins accentuées que les dégénérations intra-médullaires ; et ces dégénérations commencent au point précis où les filets radiculaires traversent la pie-mère.

Cet étranglement constituerait donc le point de départ des lésions tabétiques. Mais quelles sont les causes réelles, les causes efficientes de la dégénérescence des racines postérieures ? Ces causes peuvent être multiples ; deux sont actuellement admissibles : la méningite chronique, les lésions vasculaires.

L'hyperplasie chronique du tissu conjonctif des méninges, souvent accompagnée d'infiltrations cellulaires récentes, expliquerait la dégénérescence des fibres nerveuses. Quant aux lésions vasculaires, leur action se comprend si l'on se rappelle qu'il existe au fond de l'étranglement des racines postérieures, un ou plusieurs vaisseaux dont les lésions peuvent réagir sur les fibres radiculaires.

En résumé, toute la théorie que Obersteiner et Redlich ont proposée pour expliquer la pathogénie du tabes s'appuie, d'une part, sur la connaissance d'une disposition anatomique spéciale ; d'autre part, sur l'existence constante soit d'une méningite spinale, soit d'altérations vasculaires.

Ce sont ces trois points seuls qu'il s'agit de discuter.

Une première objection se fait immédiatement. L'étranglement que subit la racine postérieure à son entrée dans la moelle, ne serait-il pas dû à un artifice de préparation ; en d'autres termes, ne tiendrait-il pas au raccourcissement que subit la moelle lorsqu'elle est libérée de ses attaches osseuses ?

Nageotte (1) a en effet démontré que le raccourcissement de la moelle est considérable ; et cet auteur a pu le mesurer dans deux cas : dans le premier, le raccourcissement fut de 3 centim.5; de 2 centim.5 dans le second. « Ce raccourcissement se fait en plusieurs temps : d'abord au moment où on libère la moelle de ses insertions, puis pendant les manipulations nécessitées par l'incision de la dure-mère; enfin, pendant les trois premiers jours d'immersion dans le bichromate. » Ce raccourcissement suffit à expliquer l'apparence que prennent les racines à leur entrée dans la moelle, et justifie le prétendu rétrécissement.

Poursuivant ses recherches sur ce sujet, Nageotte a ensuite démontré que le rétrécissement ne se produisait pas lorsque l'on avait soin de fixer avant tout durcissement la moelle à la colonne vertébrale.

Ces différentes constatations anéantissent donc complètement le premier point de la théorie d'Obersteiner et de Redlich ; et avec lui disparaît le caractère essentiel de cette théorie. Que reste-t-il en effet pour expliquer la dégénérescence du système radiculaire ? Des lésions inconstantes de la pie-mère, ou des altérations vasculaires.

(1) NAGEOTTE. Etude sur un cas de tabes uniradiculaire chez un paralytique général. *Revue Neurologique,* 1895.

On est ainsi reporté à des opinions plus anciennes, exposées et réfutées dans tous les auteurs classiques.

L'action d'une méningite postérieure avait en effet été déjà invoquée par Rindfleisch et les faits plus récents d'Ewald (1), de Minor (2), de Dinkler (3), de Sachs (4) ne sauraient rajeunir cette théorie. Elle tombe du reste devant cette double constatation : 1° D'une part, la méningite spinale, fréquente il est vrai, manque dans certains cas. 2° D'autre part, nombreux sont les exemples de méningite spinale, même très intense, fibreuse n'amenant aucune dégénérescence secondaire du faisceau postérieur.

Les altérations vasculaires ont été également incriminées par plusieurs auteurs ; le premier en date est Ordonez (5), puis Rumpf, Adamkiewicz, H. Martin reprirent cette théorie. Mais ce fut surtout Krauss (6) qui fixa la part à attribuer aux lésions vasculaires : son travail porte sur 15 moelles de tabétiques; dans le nombre il trouve fréquemment des altérations vasculaires des cordons postérieurs, mais d'une façon non constante. Ce fait seul pourrait démontrer l'insuffisance de l'explication fondée uniquement sur les modifications des vaisseaux.

(1) Ewald. Sur un cas de syphilis de la moelle ayant présenté l'apparence clinique du tabes. *Berliner Klinische Wochenschrift*, 20 mars 1893. N° 12, p. 284.

(2) L. G. Minor. Contribution à l'anatomie pathologique du tabes initial, *Soc. de Neurologie et de Psychiatrie de Moscou*, 30 avril 1893.

(3) Dinkler. Tabes dorsalis incipiens mit meningitis spinalis syphilitica. *Zeitschr. F. Nervenhkde*, p. 319, 1893.

(4) B. Sachs. Syphilis and tabes dorsalis. *New-York medical Journal*, 6 janvier 1894.

(5) Comptes rendus de la *Société de Biologie*. 1862.

(6) Krauss. Beitrage zur patholog. Anatomie d. Tabes dorsalis. *Arch. f. psych.* p. 387. p. 704. 1891, 1892.

Comme conclusion, qu'il suffise de rappeler l'observation si instructive à tous égards relatée par M. le professeur Raymond dans la *Revue de Médecine* (1891) ; dans ce cas, les altérations des tractus pie-mériens et des vaisseaux étaient d'importance secondaire, et ne pouvaient en aucune façon expliquer la sclérose fasciculaire.

En résumé, il est donc impossible d'accepter la théorie d'Obersteiner et Redlich : l'étranglement des racines postérieures par un anneau pie-mérien, n'est qu'un artifice de préparation. Les lésions méningées, les altérations vasculaires, déjà invoquées par d'autres auteurs, ne sont pas constantes ; et, par conséquent, ne suffisent pas pour expliquer la dégénérescence radiculaire.

Théorie de Nageotte.

A l'époque même où Obersteiner et Redlich recherchaient dans les modifications pie-mériennes le point de départ des lésions tabétiques, Nageotte, guidé par les mêmes idées générales, plaçait cette lésion primitive plus loin de la moelle, près du ganglion (1).

Deux ordres de faits n'ont pas encore reçu de sanction anatomo-pathologique, ce sont, d'une part, les données cliniques relatives au rôle pathogénique de la syphilis dans la maladie de Duchenne ; d'autre part, l'identité de nature du tabes et la paralysie générale, identité affirmée par M. le Professeur Raymond, proclamée ensuite par Nageotte dans sa thèse inaugurale.

(1) NAGEOTTE. La lésion primitive du tabes. *Société de biologie.* 10 novembre 1894.

C'est dans la recherche d'une démonstration anatomique de ces faits que Nageotte découvrit les modifications de structure des racines spinales qui, pour cet auteur, constituent la lésion primitive du tabes. Cette lésion fut étudiée dans quatre cas : une paralysie générale pure, deux tabes relativement récents unis à la paralysie générale et un tabes pur de vingt-cinq ans de durée.

Le siège de cette lésion se trouve représenté par la partie de la paire rachidienne, comprise entre la sortie du sac dural et le ganglion, région qui mesure de 10 à 15 millimètres de long pour les racines sacrées. Il existe à ce niveau une lésion transverse de périnévrite et de mésonévrite, qui agirait soit par compression, soit par irritation, soit des deux manières à la fois, sur les tubes nerveux.

On peut résumer en quelques mots les caractères principaux de cette névrite transverse : prolifération cellulaire de la face interne de la gaine de la dure-mère ; nodules embryonnaires siégeant de préférence autour des vaisseaux ; dissociation des fascicules des racines par cette même prolifération ; évolution fibreuse consécutive.

On comprend immédiatement l'importance considérable de la théorie de Nageotte ; le tabes est donc une affection primitivement interstitielle, représentée par une névrite, d'abord embryonnaire, passant à l'état fibreux dans les stades avancés ; cette lésion conjonctive est de même ordre que la lésion d'encéphalite dans la paralysie générale progressive ; et il n'existe aucun argument histologique qui empêche d'admettre que cette lésion soit de nature syphilitique.

Par ces conclusions, Nageotte explique donc, du même

coup, l'action pathogénique de la syphilis, l'identité de nature des deux processus morbides : tabes et paralysie générale.

Si séduisante, au premier abord, que paraisse cette théorie, il n'est pas moins vrai que certaines particularités inspirent quelques réflexions ; quelques-unes ont été formulées par mon maître, M. Brissaud, dans une leçon clinique faite à l'hopital St-Antoine, le 14 février 1895.

C'est ainsi que Nageotte signale la participation des racines antérieures aux lésions interstitielles « ce fait s'est présenté dans les quatre cas examinés, il paraissait plus marqué, par rapport aux lésions des racines postérieures, dans les deux cas de tabes jeune que dans le cas de tabes ancien ». — Pourquoi si une .périnévrite intense existe autour des racines postérieures, et également autour des racines antérieures, celles-là ont-elles subi la dégénérescence, tandis que celles-ci y ont échappé ?

Il y a donc dans l'influence pathogénique de cette péri-névrite primitive sur les racines antérieures et postérieures deux poids et deux mesures ? —Evidemment non. —

Ce fait démontre déjà que la lésion périnévritique, ne doit pas être la seule cause de la dégénérescence des racines postérieures.

Nageotte explique cette singularité en admettant « que les racines antérieures sont beaucoup plus résistantes que les postérieures, et que cette résistance de l'élément noble arrête, dans une certaine mesure, l'évolution ultérieure des lésions interstitielles ». Ainsi Nageotte admet que dans une certaine mesure la résistance de l'élément noble empêche la lésion interstitielle. La contre-partie de ce raisonnement est donc que dans une certaine mesure également, la maladie de l'élément noble aurait un retentissement sur le tissu interstitiel. Fait certain, d'ailleurs, cadrant parfaitement avec les lois de l'histologie générale, mais qui ruine la théorie de Nageotte : les lésions interstitielles, loin d'être primitives, sont secondaires ; les tubes nerveux sont dégénérés primitivement, le tabes est une affection parenchymateuse !

Il est vrai que Nageotte a remarqué que dans l'espace arachnoïdien toute trace de prolifération du tissu interstitiel disparaît : « Ce fait montre bien que la lésion conjonctive n'est pas sous la dépendance de la lésion parenchymateuse, puisqu'elle reste cantonnée dans un espace très limité et qu'elle ne suit pas la racine dégénérée dans son trajet ultérieur ».

Il y a peut-être là une double erreur d'anatomie et d'anatomie pathologique générale :

1° La raison pour laquelle la lésion conjonctive ne va pas plus haut, c'est que plus haut, la racine n'a plus les éléments nécessaires à la formation d'une névrite interstitielle : la cavité arachnoïdienne est épithéliale simple.

2° Il est tout naturel que ce soit exactement entre le ganglion et le cul-de-sac arachnoïdien que la névrite interstitielle soit au maximum. C'est en effet la région où se trouve le plus de tissu fibreux : arachnoïde, pie-mère radiculaire, dure-mère, toutes les méninges sont confondues. N'est-ce pas le lieu de début par excellence d'une prolifération conjonctive, et ne voit-on pas dans les autres organes, les cirrhoses quelles qu'elles soient, débuter dans les endroits les plus riches en tissu interstitiel ?

Ainsi donc, rien ne prouve que ces modifications de structure soient la cause efficiente de la dégénérescence tabétique ; rien ne prouve que ce soient ces modifications qui représentent réellement la lésion primitive du tabes ; et, l'opinion courante qui fait du tabes une affection parenchymateuse reste entière. D'ailleurs la détermination exacte du point de départ des dégénérations spinales dans les différentes formes cliniques du tabes n'est-elle pas subordonnée à la connaissance préalable de la disposition normale de racines ? Ce point semble cependant avoir été négligé.

J'ai donc essayé de combler cette lacune en pratiquant des coupes en séries de racines dorsales, lombaires ou sacrées de sujets morts d'affections quelconques.

Il me semble inutile de dire que mes recherches ont porté sur des cas choisis disparates. En voici d'ailleurs la répartition.

1° Un homme de 70 ans, mort de méningite tuberculeuse ;

2° Un homme de 66 ans, ayant eu trois ictus par artérites des cérébrales postérieures, mort de congestion pulmonaire ;

3° Une femme de 71 ans, morte d'hémorraghie cérébrale.

4° Un garçon de 15 ans, atteint de fièvre typhoïde et mort de péritonite par perforation intestinale.

5° Une femme de 47 ans, tuberculeuse depuis trois ans, ayant eu une pleurésie purulente ouverte spontanément et donnant lieu à une suppuration intarissable, morte cachectique.

Ces deux derniers malades étaient indemnes de syphilis. Le peu de renseignements connus sur les antécédents des autres ne permet pas d'être aussi affirmatif. En tout cas, aucun ne présentait de symptômes médullaires : motilité, sensibilité intactes ; réflexes normaux.

La comparaison des racines de ces cinq malades permet de décrire, outre la disposition d'ensemble correspondant à l'état normal, certaines modifications constantes, dont les degrés seuls varient, attestant ainsi la sensibilité prévue de cette région, et imputables à des infections antérieures ou actuelles : l'importance des altérations vasculaires en fait foi.

Chacun des gros faisceaux qui convergent vers le trou de conjugaison pour former la racine est accompagné de lamelles piales : près du trou ces faisceaux s'accolent, refoulent l'arachnoïde viscérale, puis la dure-mère. Pendant un court trajet, ces gaines restent distinctes ; mais, bientôt, elles se confondent, et la racine est alors encerclée jusqu'au ganglion par un infundibulum fibreux. De la face interne de celui-ci se détachent de nombreux tractus cloisonnant la racine en faisceaux. La racine postérieure est beaucoup plus dissociée que l'antérieure ; les tractus fibreux sont plus nombreux au voisinage du ganglion. En outre, le tissu conjonctif intrafasciculaire est plus dense que dans la racine antérieure.

Cette gaine fibreuse, relativement considérable, interdit toute identification de cette partie de la racine avec un nerf périphérique.

De nombreux vaisseaux cheminent dans les parois conjonctives, et pénètrent dans les tractus intrafasciculaires.

Les mailles lymphatiques communiquent largement avec la cavité arachnoïdienne et l'espace sous-arachnoïdien (Retzius, 1875.)

En résumé, la structure de la racine rachidienne présente deux points importants : 1° tractus fibreux engaî-

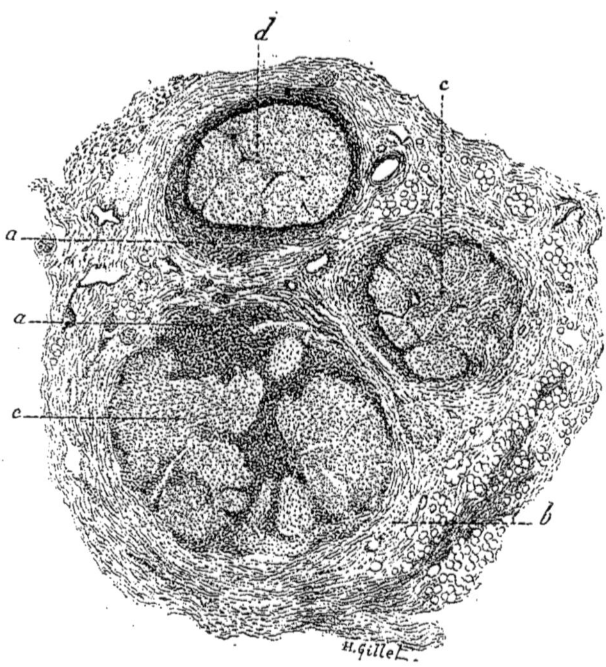

Fig. I. 12ᵉ racine dorsale d'un garçon de 19 ans mort de péritonite. — Coupe passant à 2 millim. des premières cellules ganglionnaires et à 6 millim. de l'émergence de la racine hors de l'infundibulum fibreux. — Hématoxyline et éosine (ocul. 2 objectif a Zeiss).
a, infiltration embryonnaire. — b, tissu conjonctif. — c, racine postérieure. — d, racine antérieure. — Stade initial, infiltration embryonnaire.

nant et dissociant les filets nerveux ; 2° enveloppement direct par une séreuse. Ces deux faits entraînent des modifications constantes des racines après les infections ou les altérations vasculaires.

Les infections agissent par irritation proliférative. L'observation n° 4 (garçon de 15 ans, atteint de fièvre typhoïde, et mort de péritonite par perforation) en est l'exemple le plus typique.

La fig. n° 1 représente une coupe de la douzième racine dorsale, à 2 millim. des premières cellules ganglionnaires, et à 6 millim. de l'émergence de la racine hors de l'infundibulum fibreux. La racine postérieure C est divisée en deux faisceaux ; la racine antérieure D est unique ; des gaines fibreuses, relativement peu accentuées enveloppent ces faisceaux. Une prolifération embryonnaire intense part de la face interne de ces gaines, entoure complètement la racine antérieure, dissocie la racine postérieure en plusieurs faisceaux secondaires ; de plus, de petits nodules embryonnaires sont disséminés çà et là dans le tissu conjonctif. Ce processus représente le stade initial des modifications causées par les infections dans la structure des racines ; il peut se résumer ainsi : proliférations cellulaires de la face interne de la gaine fibreuse, dissociation des fascicules nerveux.

Cette irritation proliférative aboutit à la formation de tissu fibreux ainsi que le démontrent les coupes des racines de sujets âgés, ayant subi des infections nombreuses. L'observation n° 5 en est une preuve : il s'agit d'une femme de 47 ans tuberculeuse, ayant eu pendant 5 ans une abondante suppuration d'origine pleurale. Une coupe de la première racine sacrée à 8 millim. de l'émergence dans la cavité arachnoïdienne et à 2 millim. du ganglion (fig. n° 2), représente les faisceaux nerveux dissociés par du tissu fibreux très abondant; la racine postérieure C est séparée en cinq faisceaux; la racine antérieure D est unique; des nodules embryonnaires existent encore, ils sont disséminés dans le tissu conjonctif; les tuniques des vaisseaux sont très épaissies, également sclérosées. Cette fibrose est certainement la conséquence d'une infection chronique, à marche lente. Si le jeune malade de l'observation n° 4 avait vécu, la prolifération embryonnaire eût abouti forcément à cette sorte de sclérose.

Telles sont les modifications que présente d'une manière constante, mais avec de grandes variations dans les degrés, la structure des racines rachidiennes. Il faut ajouter que dans les cas observés, ces lésions absolument banales n'ont en rien altéré la vitalité des tubes nerveux sensitifs et moteurs, dont l'intégrité était d'ailleurs prouvée par la clinique.

Les modifications dont je parle rappellent donc, d'une façon frappante, la description faite par Nageotte de la lésion primitive du tabes; description présentée à la *Société de Biologie* le 10 novembre 1894, étudiée plus complètement la semaine suivante à la *Société anatomique*, précisée en juillet 1895, dans la *Revue neurologique*.

. D'ailleurs, j'ai pu étudier complètement les racines d'un tabétique, mort dans le service de mon maître, M. Brissaud; l'histoire clinique de cet homme peut se résumer ainsi : tabes exclusivement moteur, puis tuberculose pulmonaire ayant enlevé le malade un an après l'apparition de l'ataxie. Les lésions médullaires étaient celles que l'on rencontre habituellement, les fibres nerveuses radiculaires

étaient pour la plupart dégénérées (coloration par le procédé d'Azoulay) ; mais là n'est pas actuellement la question. Qu'il me suffise de dire que les lésions conjonctives
des racines étudiées à l'aide de nombreux procédés de
coloration, picrocarmin, hématoxyline, éosine etc... étaient

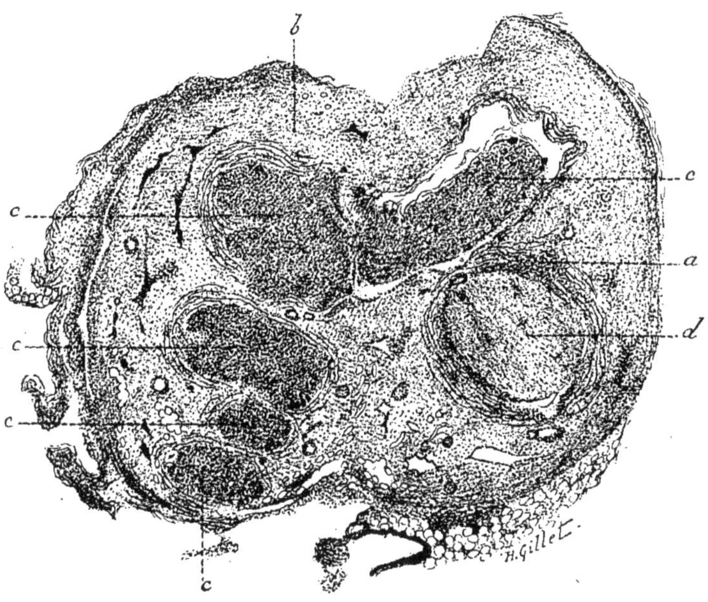

Fig. II. 1re Racine sacrée d'une femme de 47 ans, morte de tuberculose pulmonaire et pleurale. Coupe passant à 2 millim. du ganglion, et à 8 millim.
de l'émergence dans la cavité arachnoïdienne. (Même coloration, même gros-
sissement que dans la fig. n° 1.)
a, nodules embryonnaires. — b, tissu fibreux. — c, racine postérieure. —
d, racine antérieure. — Stade de sclérose.

de tous points conformes à celles de mes cinq sujets non
tabétiques.

Ceci démontre suffisamment que les modifications de
structure des racines rachidiennes que Nageotte a décrites

comme étant la cause immédiate du tabes perdent toute leur spécificité.

Ces faits ont été exposés par moi à la *Société de Biologie*, le 21 décembre 1895 ; et la simple négation apportée par Nageotte à cette même société, le 11 janvier 1896, ne saurait les détruire.

Il n'en est pas moins démontré que Nageotte a eu parfaitement raison d'écrire, dès le 10 novembre 1894, que la région comprise entre le ganglion spinal et l'émergence des racines dans le sac arachnoïdien, paraît avoir des aptitudes pathologiques spéciales, qu'expliquent sans doute sa situation et ses rapports.

Nageotte a ainsi attiré l'attention sur une région qui n'avait pas encore été explorée, et dont les modifications fréquentes, pour ne pas dire constantes, peuvent expliquer certains faits de la pathologie radiculaire.

Les deux théories interstitielles les plus récentes, celle d'Obersteiner et de Redlich, celle de Nageotte, sont donc réfutables par des arguments d'ordre anatomo-pathologique. Il est dès lors inutile de faire remarquer que si elles expliquent quelques symptômes, elles sont incapables de rendre compte du syndrome tabétique dans son ensemble. C'est ainsi qu'il est impossible de prévoir quelles sont les lésions interstitielles encéphaliques ou périphériques qui correspondraient aux troubles si précoces et si constants siégeant soit dans l'appareil de la vision, soit dans l'appareil de l'audition.

DEUXIÈME PARTIE

THÉORIES PARENCHYMATEUSES

DEUXIÈME PARTIE

THÉORIES PARENCHYMATEUSES

La criterium formel qui doit servir à juger toutes les hypothèses s'appuyant sur des constatations anatomo-pathologiques, et ayant pour but d'élucider la nature intime d'une affection, doit être représenté par l'étude clinique.

Cette incontestable vérité doit recevoir son application, ici plus que partout ailleurs.

Mais avant d'entrer dans le détail des faits, il est nécessaire de s'entendre sur le sens exact donné aux mots ; ce qui, du reste, permet d'exposer l'énoncé du problème dont on cherche la solution.

Il est classique de dire que le tabes est une *maladie systématique*. Que faut-il entendre par ces termes ? Les travaux de Flechsig ont contribué dans une large mesure à nous éclairer sur ce point. « Un système de fibres représente avant tout un ensemble de fibres nerveuses qui réalisent un *même mode d'intercalation,* autrement dit, un

ensemble de fibres intercalées aux mêmes organes centraux ou périphériques. Or les recherches de Flechsig ont
démontré que les systèmes élémentaires de fibres, ainsi
compris, se différencient surtout les uns des autres dans
les centres nerveux du fœtus et du nouveau-né, en ce sens
que des systèmes différents se développent à des époques
différentes, et que notamment l'apparition de gaines de
myéline autour des cylindraxes, synchrone pour des fibres
appartenant à un même système, diffère d'époque, d'un
système à l'autre » (1).

Leyden résume cette longue définition, en disant qu'une
affection systématique est celle « qui se trouve limitée à
un système de fibres de même signification fonctionnelle,
et dont l'individualisme se révèle déjà aux premières
époques du développement. »

Les exemples d'affection systématique ainsi définie,
sont nombreux ; qu'il suffise de citer les amyotrophies
d'origine médullaire, et la maladie de Charcot, sclérose
latérale amyotrophique, type le plus parfait des affections
systématiques combinées.

Le tabes rentre-t-il dans ce cadre ? Est-ce réellement
une affection systématique, c'est-à-dire localisée à un
*système de fibres nerveuses réalisant un même mode d'in-
tercalation ?*

Il est certain que la caractéristique anatomique du tabes
incipiens est toujours une sclérose circonscrite à des
systèmes de fibres qui présentent un développement
embryogénique synchrone (Flechsig, Raymond).

(1) F. Raymond. Lésions spinales du tabes, *Revue de médecine*, 1891.
page 22.

Mais ce fait seul doit-il suffire à définir la maladie ; ou plus exactement la définition ainsi comprise n'est-elle pas trop exclusive ? Ce fait est évident, et il est impossible de faire rentrer dans un cadre aussi étroit les différentes modalités cliniques du tabes ; il n'est pas admissible qu'un ensemble de symptômes intéressant uniquement les phénomènes de la motilité (tabes moteur pur), reconnaisse la même cause, qu'une affection où la sensibilité seule est atteinte (tabes sensitif).

Il faut rendre plus large la définition de Leyden, et ajouter avec Flechsig lui-même, que la dénomination d'affection systématique doit s'appliquer à « *toute affection du système nerveux qui est dans un rapport régulier avec l'agencement systématique intérieur de ce système* ».

Ce n'est que cette définition, un peu abstraite, il est vrai, qui permette de faire rentrer le tabes dans le cadre des affections systématiques, en tenant compte de tous les aspects si différents que peut prendre le syndrome tabétique.

Mais au lieu d'envisager d'un point de vue général le système en entier, il semble bien préférable d'étudier chaque élément particulier entrant dans la constitution de ce système : d'étudier en un mot chaque neurone centripète. Dès lors la question, si obscure auparavant, s'éclaire d'une lumineuse clarté, et le syndrome plus ou moins complet, isolé par Duchenne de la foule des paraplégies, apparait comme la manifestation clinique d'une lésion partielle ou totale du « premier neurone centripète » (1).

---

(1) Brissaud. Leçon clinique faite à l'hôpital Saint-Antoine le 7 mars 1895. — Marinesco. *Atlas der Pathologischen Histologie des Nervensystems redigirt von Dr Victor Babes*, février 1896.

Mais avant de demander à l'étude anatomo-pathologique du tabes la confirmation de l'hypothèse que je viens d'énoncer, il me parait nécessaire de faire ressortir par l'étude du développement embryonnaire l'individualisme du protoneurone centripète.

CHAPITRE PREMIER

ANATOMIE DU PROTONEURONE CENTRIPÈTE ; ORIGINE ET DÉVELOPPEMENT (1).

Dans cette question si discutée du développement du système nerveux périphérique, il est un point fort important à mettre en lumière : l'origine *isolée, paracentrale* du protoneurone centripète.

Protoneurone centripète radiculaire spinal. — La première ébauche du système sensitif périphérique est uniquement représentée par l'appareil ganglionnaire : la *crète ganglionnaire* de Sagemehl. Quelques mots sur le développement du système nerveux central sont ici nécessaires.

On sait que chez l'embryon de poulet, le premier rudiment de l'axe neural apparaît après 16 heures d'incubation, sous forme d'un épaississement longitudinal de l'ectoderme, cette bande se creuse peu à peu et se limite ainsi à

---

(1) Pour cette étude embryologique j'ai mis largement à contribution les classiques suivants :

HERTWIG. Développement de l'homme et des vertébrés.

DEJERINE. Anatomie des centres nerveux.

RAMON Y CAJAL. Nouvelles idées sur l'histologie des centres nerveux.

VAN GEHUCHTEN. Le système nerveux de l'homme.

CHARPY. Traité d'anatomie.

droite et à gauche par deux crêtes ; peu de temps après, les crêtes ou lames neurales se soulèvent et se délimitent de bonne heure du reste de l'ectoderme. Après s'être soulevées, les lames neurales marchent peu à peu à la rencontre l'une de l'autre et leurs bords libres finissent bientôt par se rejoindre, elles se soudent enfin. La gouttière se convertit en un canal : le *canal neural ou médullaire*.

Dans leur ascension, les lames neurales entrainent la partie de l'ectoderme connue sous le nom de lame cornée, dépendance du revêtement épithélial. Cette lame cornée est séparée du canal neural par une pièce de transition : La crête ganglionnaire de Sagemelh ou cordon ganglionnaire de His.

A cette période du développement (c'est-à-dire chez l'embryon de poulet à la 30e heure de l'incubation) (Mathias Duval) (1) il existe donc de dehors en dedans : la lame cornée, le cordon ganglionnaire, le canal neural.

Toute la question réside maintenant dans l'étude des rapports ultérieurs de ces trois organes entre eux.

Par un procédé, sur lequel il est inutile d'insister, le cordon ganglionnaire se subdivise en plusieurs parties, placées les unes derrière les autres, et forment ainsi les ganglions spinaux. Quels vont être les rapports de ces ganglions avec le tube neural ?

Quelques auteurs sont d'avis que les ganglions spinaux sont dès leur origine, réunis à la moelle épinière, ils s'épaississent, deviennent fusiformes ; mais chacun d'eux reste uni à la moelle par un mince cordon cellulaire qui devient

____

(1) MATHIAS DUVAL. Atlas d'Embryologie. Paris 1889.

la racine postérieure. « Si cette opinion était exacte, le point d'émergence de la racine postérieure hors de la moelle épinière devrait changer de place dans le cours du déve. loppement : il devrait cheminer progressivement de haut en bas, le long de la face externe de la moelle. » (Hertwig). Il faut donc admettre avec His et Sagemehl, que les différents ganglions sont complètement séparés du tube neural et restent longtemps à ses côtés sans lui être unis. Il s'établit plus tard entre eux une union secondaire, à la suite du développement des racines postérieures. Mais les deux auteurs diffèrent lorsqu'il veulent expliquer le développement de ces racines.

Sagemehl (1) admet que les fibrilles nerveuses proéminent de la moelle épinière vers le ganglion spinal.

His (2), au contraire, soutient que les deux centres, émettent des fibres qui se soudent les unes aux autres pour former les racines postérieures.

« La conception actuelle du neurone ferait plutôt croire que la conjonction s'effectue aux dépens des seuls prolongements cylindraxiles des cellules ganglionnaires » (3).

L'étude de l'histogénèse de la cellule ganglionnaire vient confirmer cette dernière opinion.

Le cordon ganglionnaire est formé de cellules arrondies, plus petites que les cellules épithéliales de la gouttière

---

(1) Sagemehl. Untersuchungen uber die Entwicklung der Spinalnerven, Dorpat. 1882.

(2) His. Die Entwicklung der erst en Nervenbahnen beim menschlichen. Embryo. *Arch. f. Anat. u. phys. Anat.,* 1887.

(3) Brissaud. La métamérie spinale et la distribution périphérique du zona. *Bulletin méd.* page 90. 1896.

neurale ; il contient de nombreuses cellules germinatives.
(His). Ces dernières sont volumineuses, arrondies, et leur
protoplasma est homogène. Leurs noyaux sont les uns,
en repos ; les autres en état de karyokinèse.

Ces cellules en *voie de mitose* (Altmann) donnent naissance à d'autres cellules présentant un noyau allongé,
irrégulier, mal délimité, entouré d'un protoplasma clair,
qui, au niveau d'une de ses extrémités s'effile en pointe et
émet un long et mince prolongement. Ces cellules peuvent
être considérées comme des cellules de transition (His)
entre les cellules germinatives et les gangliobastes.

Les gangliobastes ne tardent pas à devenir fusiformes
et à émettre un second prolongement, de sorte que chez
l'embryon humain de quatre semaines ils sont bipolaires ;
le prolongement interne se dirige vers la moelle ; le prolongement externe, vers la lame cornée ou lame sensorielle, et forme ainsi le nerf sensitif.

Les gangliobastes sont donc oppositopolaires au début
de la vie embryonnnaire ; mais chez les vertébrés supérieurs cette disposition n'est que transitoire ; peu à peu
la masse protoplasmique se déjette sur un des côtés de
la cellule, les deux prolongements se rapprochent, s'accolent même si intimement l'un à l'autre, que l'on se trouve
en présence d'une cellule unipolaire, dont le prolongement se divise en T après un certain trajet. Ainsi se
trouvent constituées les cellules en T de Ranvier qui représentent le type normal de la cellule ganglionnaire de
l'homme.

Les fibres centrales des gangliobastes, atteignent bientôt
la surface de la moelle où elles se bifurquent et forment

un faisceau longitudinal : le *cordon postérieur primitif*. Après un trajet ascendant ou descendant plus ou moins long, ces fibres centrales se terminent toutes par des arborisations libres autour des cellules du névraxe.

Les fibres périphériques vont se ramifier dans la lame cornée ou lame sensorielle.

En résumé, à cette époque du développement, la cellule ganglionnaire est donc déjà en possession de ses deux prolongements ; l'un antérieur qui se ramifie autour des cellules du névraxe ; l'autre postérieur qui va recueillir les impressions des cellules de la lame cornée. Il faut ajouter de plus, que les cellules de feuillet ectodermique se disposent en couches superposées et que la caractéristique de chacune d'elles est d'être douée de sensibilité.

Il reste un point à élucider : quelle est la véritable signification des deux prolongements de la cellule ganglionnaire ? Ici quelques notions d'anatomie comparée sont nécessaires.

Chez les Invertébrés, les cellules sensitives, celles qui reçoivent les impressions extérieures sont disséminées en quantité innombrable dans la peau, intercalées entre les cellules épithéliales. Ces cellules ont été étudiées par V. Lenhossek chez le lombric, elles furent retrouvées par Retzius chez les vers polychétes et existent chez les mollusques, les insectes, les crustacés (Leydig, Langerhans, Flemming.) Elles envoient un prolongement périphérique, très court, entre les cellules épithéliales, presque au niveau de la surface de l'épiderme, où il se termine par une extrémité libre, légèrement renflée. Leur prolongement central représente une fine fibre nerveuse, qui se

réunit aux fibres voisines et se dirige vers le cordon ganglionnaire abdominal, où elle se bifurque et se termine,
après un trajet plus ou moins long, par des arborisations
libres et ramifiées, situées au voisinage des cellules
motrices.

Au fur et à mesure que l'on s'élève dans la série des
Invertébrés, la cellule sensitive périphérique abandonne
la situation superficielle et inter-épithéliale qu'elle présente chez les vers oligochètes. Elle s'éloigne de plus en
plus de la surface épidermique, chez les vers polychètes,
elle occupe, ainsi que Retzius l'a montré, les couches profondes sous épithéliales, et chez les limaces, sa situation
est encore plus profonde. Il existe donc déjà chez les
Invertébrés une voie d'acheminement vers la situation profonde, que les cellules d'origine des nerfs sensitifs occu-
pent chez les vertébrés, où elles siègent toutes dans les
ganglions cérébro-rachidiens.

La cellule olfactive des vertébrés, représente le stade
primitif ; elle est l'homologue de la cellule sensitive périphérique des vers oligochètes ; elle est bipolaire et donne
naissance à un prolongement périphérique, qui se termine
par une extrémité libre, non vibratile et a un prolongement central très long, qui constitue le nerf olfactif ; c'est
donc une véritable cellule nerveuse cutanée, ayant conservé le type primitif.

Cette cellule olfactive présente ainsi un véritable type
de transition entre la cellule sensitive des Invertébrés et
la cellule ganglionnaire des Vertébrés supérieurs.

Il est donc facile maintenant de comprendre la véritable
physionomie du *neurone centripète* adulte. Il se compose :

1° D'un prolongement externe, prolongement protoplasmique, cellulipète.

2° D'un corps cellulaire.

3° D'un prolongement interne, le véritable cylindraxe-
cellulifuge.

1° Le prolongement externe, plus gros que l'interne,
représente donc un simple prolongement protoplasmique
modifié, myéliné à cause de sa longueur ; il vient de la
périphérie où il prend naissance par plusieurs ramifications « soit dans les corpuscules de Paccini ou de Meiss-
ner, soit sur une surface épithéliale ; mais toujours par
des extrémités renflées et libres » (Ramon y Cajal). C'est
un organe de réception ; il est cellulipète.

2° Chaque cellule ganglionnaire est enveloppée dans
une capsule endothéliale (V. Lenhossek). En dedans de
cette capsule, c'est-à-dire entre cette capsule et le protoplasma cellulaire, se trouve une arborisation péricellu-
laire très fine, continuée par une fibre nerveuse qui paraît
provenir des cellules du grand sympathique (Cajal).

Ce fait est important, car il démontre que la cellule ganglionnaire peut recevoir, en outre du courant provenant
de la périphérie, courant qu'elle transmet à la moelle,
l'impulsion d'autres corpuscules cellulaires.

3° Le prolongement interne très grêle, constitue le véritable cylindre-axe de la cellule ganglionnaire ; il se dirige
vers la moelle, l'atteint, et presque immédiatement se
divise sous un angle de 150 à 160° en deux branches terminales longitudinales ; l'une ascendante, l'autre descendante. Ces deux branches émettent à leur tour des collatérales ou *fibres de connexion* (Cajal). Branches de

bifurcation et collatérales s'enfoncent dans la substance grise et se terminent autour de ses cellules par une touffe arborisée, mais non anastomosée, de fibrilles sans myéline finissant en bouton.

Telle est, réduite à ses éléments essentiels, la conception qu'on doit se faire du neurone centripète.

Protoneurone centripète cérébral. — Il est utile de faire remarquer que les nerfs crâniens sensitifs ont une origine analogue : qu'il suffise donc de l'exposer en quelques mots.

Déjà au moment où la gouttière cérébrale n'est pas encore entièrement fermée, il apparaît à droite et à gauche, entre le tube cérébral et l'épiderme, une crête neurale, qui commence assez loin en avant, et qui se continue, en arrière, avec la crête neurale de la moelle épinière. Lorsque plus tard, le tube cérébral s'est fermé, et que les vésicules cérébrales se sont séparées de l'épiderme susjacent, la crête neurale se trouve comprise entre la voûte du cerveau d'une part, et l'épiderme d'autre part. C'est au dépens de ce véritable *cordon ganglionnaire* que se forment les ganglions des nerfs craniens.

Les cellules qui constituent ces ganglions subissent les mêmes transformations que les gangliobastes des ganglions rachidiens ; elles émettent un prolongement périphérique : le prolongement protoplasmique qui constitue le nerf lui-même ; et un prolongement central, le cylindre-axe, allant se ramifier dans les îlots de substance grise.

Ces ganglions crâniens primitifs forment ultérieurement : le ganglion de Gasser d'où naît le trijumeau ; le ganglion géniculé, origine du nerf intermédiaire de Wrisberg ; le ganglion d'Andersch du nerf glosso-pharyngien ; le ganglion plexiforme du pneumo-gastrique ; le ganglion acoustique du nerf auditif.

L'analogie avec les nerfs sensitifs rachidiens est donc complète, car il est démontré que ces différents nerfs naissent de ces ganglions. Il est même plus exact de dire que là encore le neurone sensitif reconnaît pour centre une cellule ganglionnaire, d'où partent un prolongement protoplasmique, nerf périphérique ; et un prolongement central, le cylindre-axe. Ce dernier va finalement se ramifier dans les îlots de substance grise du bulbe. Ces îlots constituent donc les noyaux de terminaison de ces nerfs de sensibilité et non leurs noyaux d'origine, comme on le croyait naguère.

L'importance de cette étude embryologique, justifie sa longueur et son aridité ; un point capital est démontré : l'autonomie du protoneurone centripète.

On peut ainsi résumer tout ce qui précède. Les ganglions spinaux, rachidiens et crâniens de l'homme et de tous les vertébrés, sont indépendants de la moelle ; ils naissent, comme elle, de l'ectoderme, à côté d'elle, mais en dehors d'elle, et sont paramédullaires ; ils représentent des cellules nerveuses sensitives, autrefois cutanées et disséminées, maintenant centralisées et rapprochées de la moelle leur aboutissant ; les cellules elles-mêmes ont peu changé, elles sont toujours en rapport avec l'épiderme et l'extérieur, par un prolongement périphérique étiré et allongé, et avec la moelle par un prolongement central, la racine postérieure; en d'autres termes, la cellule est restée bipolaire.

Il faut insister sur ce point capital, qui sert à différencier, à individualiser le premier neurone sensitif périphérique: son origine ectodermique *paramédullaire*; cette origine en fait un tout spécial, autonome.

Mais à côté de ce système affecté à la sensibilité générale, se développent les organes des sens d'ordre supérieur : l'œil, l'organe auditif, l'organe olfactif.

D'une façon sommaire on peut dire que l'ectoderme leur fournit l'épithélium sensoriel, c'est-à-dire la partie la plus importante, tant au point de vue physiologique, qu'au point de vue morphologique. La charpente seule de ces organes dérive du mésoderme.

Ces données superficielles ne sauraient suffire ; et une étude plus détaillée permettra de démontrer l'homologie parfaite qui existe entre le système sensitif général et les systèmes sensoriels particuliers. C'est dire qu'il faut prouver l'origine paracentrale du premier neurone, optique, olfactif et auditif, origine caractéristique du protoneurone centripète.

Protoneurone optique. — L'occlusion de la gouttière neurale s'effectue d'abord dans la partie moyenne de la lame encéphalique, celle qui correspond au cerveau moyen ; de là elle se propage rapidement en avant. Pendant ce temps, le canal encéphalique se dilate et paraît bientôt constitué par trois renflements, séparés par deux légers étranglements. Les renflements répondent à la première ébauche des trois vésicules encéphaliques primitives.

La vésicule encéphalique primitive antérieure affecte la forme d'un court fuseau et présente à son extrémité antérieure la fente vertico-médiane, qui donne accès dans sa cavité. Puis la vésicule grossit, elle se renfle, devient sphérique, s'élargit ensuite transversalement et son diamètre transverse devient le double de son diamètre antéro-postérieur; elle affecte la forme d'un marteau et ses volumineux diverticules latéraux représentent les premiers rudiments des vésicules oculaires primitives.

Dès que ces vésicules apparaissent, la fente vertico médiane se ferme rapidement; mais auparavant s'accomplissent plusieurs phénomènes sur lesquels Dareste (1) a appelé l'attention.

Dareste a particulièrement démontré que les cellules embryonnaires qui donnent naissance aux rétines se trouvent au début de chaque côté de la fente *vertico-médiane*. Fait dont l'importance capitale apparaît immédiatement si l'on se souvient que cette région est exactement correspondante à la région paramédullaire occupée par le cordon ganglionnaire de His, première ébauche des ganglions spinaux. Cette démonstration seule permet donc déjà d'affirmer l'homologie des différents protoneurones centripètes.

Dareste a de plus insisté sur le mode particulier d'accroissement en largeur, de la vésicule encéphalique antérieure. Cet accroissement n'est pas produit par l'épaississement et la dilatation seuls des parois primitives; il se fait en grande partie aux dépens de la portion de l'ec

(1) Dareste. Recherches sur la production artificielle des monstruosités ou Essais de tératogénie expérimentale (2ᵉ Edit. Paris 1891).

toderme adjacente aux bords de la fente vertico-médiane ; les cellules rétiniennes se trouvent ainsi entraînées peu à peu et transportées des bords de la fente vers les parties latérales de la vésicule. C'est pour permettre cette migration, ce glissement particulier de l'ectoderme, que la première vésicule encéphalique reste ouverte jusqu'après la formation des vésicules oculaires primitives. Dès que les lèvres de la fente sont soudées, l'agrandissement des parois de la vésicule ne peut plus se faire que par une multiplication active de ses cellules.

Les parties latérales de la vésicule cérébrale antérieure sont donc recouvertes par les futures cellules rétiniennes. A ce niveau il ne tarde pas à se faire une sorte d'évagination qui forme peu à peu les vésicules optiques primaires. Ces vésicules s'étranglent de plus en plus au niveau de leur continuité avec le cerveau, et elles finissent par n'être plus réunies à ce dernier que par un pédicule étroit. La cavité de la vésicule optique communique alors avec la cavité du cerveau par l'intermédiaire du canal du pédicule optique.

Cette vésicule optique primaire, ainsi formée, s'applique par sa paroi externe contre le feuillet ectodermique. C'est à ce moment que ce feuillet donne naissance, par prolifération de ses cellules profondes à une petite masse pleine, ébauche du cristallin.

La vésicule optique primaire se creuse en cupule ; sa face externe ou *rétinienne* se déprime, devient concave et s'applique sur la paroi interne qui donne naissance au *feuillet pigmentaire*. La cavité s'aplatit et se réduit à une étroite fente, qui communique encore au début avec la cavité de la vésicule encéphalique antérieure primitive mais qui se transforme bientôt en une simple fente lym-phatique.

La vésicule optique secondaire est dès à présent cons-tituée. Le pédicule oculaire s'étire : il formera le nerf optique.

Pendant que ces phénomènes s'accomplissent, la cupule optique change de structure. Son feuillet externe devient de plus en plus différent de son feuillet interne. Le pre-mier reste mince et constitué par une seule assise de cellules cubiques ; dans ces cellules se déposent des gra-nulations d'un pigment noir, elles deviennent de plus en plus abondantes.

Le feuillet interne de la cupule reste, au contraire, absolument dépourvu de pigment. En outre, il s'établit un contraste entre le fond et le bord de la cupule ; le fond se transforme de façon à constituer la rétine ; le bord inter-vient dans la formation du corps ciliaire et de l'iris. Le feuillet interne, qui doit former la rétine s'épaissit nota-blement, ses cellules s'allongent deviennent fusiformes et se disposent en plusieurs couches. Sur ses deux faces, le feuillet interne de la rétine est nettement délimité par de fines membranes anhystes : membranes limitantes, l'une interne, l'autre externe.

Dans la suite du développement, les cellules du feuillet interne de la rétine se différencient de diverses façons et se disposent en plusieurs couches (Max Schultze). Il serait trop long d'entrer ici dans les détails de cette différen-ciation histologique. Qu'il suffise de dire avec W. Muller que les cellules de la rétine primitivement toutes semblables se différencient dans deux directions principales. Les unes donnent naissance à l'épithélium sensoriel ainsi qu'aux organes spécifiques du système nerveux, cellules ganglionnaires et fibres nerveuses. Les autres se transfor- ment en éléments de soutien et d'isolement : fibres de Muller, épithélium de soutien.

Il est maintenant utile d'esquisser une étude d'en- semble de la rétine complètement développée et de fixer à chaque élément constitutif sa signification fonctionnelle.

Les recherches de Ramon y Cajal sur la structure de la rétine des vertébrés ont montré que cette membrane nerveuse a une structure beaucoup plus simple que celle décrite dans les auteurs classiques.

La rétine est formée essentiellement de trois couches d'éléments superposés :

1° La *couche des cellules visuelles*. Ce sont des cellules bi-polaires dont le prolongement périphérique, plus ou moins long et plus ou moins épais arrive à la surface libre de la rétine pour y constituer les bâtonnets et les cônes, et dont le prolongement central pénètre dans la profondeur de la rétine et s'y termine librement, soit par un petit épaisissement sphérique, soit par une petite touffe de ramifications indépendantes.

2° La *couche des cellules bipolaires*. Ce sont des élé- ments nerveux de forme bipolaire, dont le prolongement périphérique se dirige vers la couche des cellules des cônes et des bâtonnets, et se termine par une touffe de ramifications libres au niveau de l'extrémité interne des éléments de la couche précédente.

Les ramifications terminales internes des cellules des

cônes et des bâtonnets, et les ramifications externes des cellules bipolaires viennent, à ce niveau, se mettre en contact pour s'y transmettre les sensations visuelles.

Le prolongement interne des cellules bipolaires plus ou moins long, se termine également par une arborisation assez complexe dans la profondeur de la rétine.

3° La *couche des cellules ganglionnaires*. Elle est formée de cellules nerveuses volumineuses : chacune d'elle est pourvue de plusieurs prolongements protoplasmiques périphériques et d'un seul prolongement cylindraxile central. Les prolongements protoplasmiques se terminent par des arborisations libres qui s'enchevêtrent vers les arborisations des prolongements internes des cellules bipolaires. Les prolongements cylindraxiles de ces cellules nerveuses se réunissent vers la partie profonde de la rétine et forment, par leur réunion, le nerf optique.

Ces trois éléments superposés : cellules visuelles, cellules bipolaires et cellules ganglionnaires, forment les éléments constitutifs essentiels de la rétine. Il existe encore d'autres éléments nerveux : ce sont des cellules horizontales, dont les prolongements protoplasmiques et cylindraxiles ne semblent avoir d'autres fonctions que de relier entre elles des cellules visuelles et des cellules bipolaires placées à grandes distances.

Il reste maintenant à étudier quelle est la véritable fonction physiologique de chacun des trois éléments superposés dans la rétine.

Ramon y Cajal, Van Gehuchten pensent que la rétine est ainsi constituée par trois neurones superposés : cel-

lules visuelles, cellules bipolaires et cellules ganglionnaires ; qui tous envoient leurs prolongements protoplasmiques vers la périphérie et leurs prolongements
cylindraxiles vers le centre.

Les recherches de M. le Professeur Renaut (1), (de
Lyon), recherches entreprises au moyen de la méthode
d'Erlich (bleu de méthylène) ont conduit cet auteur à
formuler des conclusions différentes. Quand on pratique
une injection d'une solution de bleu de méthylène dans
les vaisseaux rétiniens d'un animal vivant, les cellules
nerveuses seules et leurs prolongements se colorent ;
les cellules de la névroglie et les cellules de soutien ne
s'imprègnent absolument pas ; de même les cellules
visuelles ne subissent non plus aucune imprégnation par
le bleu.

Les cellules visuelles ne sont donc pas des neurones :
ce sont des cellules neuro-épithéliales sensorielles, hautement différenciées. Le premier neurone de Ramon y
Cajal, doit, par suite, être dépossédé de ce titre et ramené
à la simple signification d'une cellule épithéliale, apte à
se comporter d'une façon particulière, en présence des
ondes lumineuses.

La couche sous-jacente est constituée par les cellules
bipolaires ; celles-ci sont les éléments nerveux les plus
superficiels de la rétine ; elles vont recueillir par leurs
prolongements protoplasmiques les impressions sensitives spéciales perçues par l'épithélium rétinien. Par

(1) RENAUT. Etude de la constitution de l'articulation des neurones : *Presse
Médicale,* 7 août 1895 et *Congrès des aliénistes et des neurologistes,* Bordeaux,
1895.

leurs prolongements cylindraxiles, elles transmettent ces impressions aux cellules ganglionnaires sous-jacentes. Ces cellules constituent donc un véritable neurone et, d'une façon plus précise, elles sont les *protoneurones centripètes* traversés par les impressions lumineuses.

La troisième et dernière couche est représentée par les cellules ganglionnaires; ces dernières recueillent par leurs prolongements protoplasmiques les impressions transmises par le premier neurone; et par leurs prolongements cylindraxiles, elles portent ces impressions jus qu'aux cellules cérébrales; ces cellules représentent donc le 2ᵉ neurone centripète, ou neurone central.

Il est utile de faire remarquer la parfaite concordance qui existe dès lors entre ce système optique, ainsi compris, et le système sensitif cérébro-spinal; et malgré la complexité apparente du système rétinien, il est parfaitement évident que sa structure générale rentre dans le cadre connu du système sensitif cérébro-spinal. Dans sa forme la plus simple, ce dernier système est constitué par deux neurones superposés : le premier, périphérique, relie les différents points de la surface ectodermique à l'axe nerveux; le second, central, unit entre elles les diverses parties de l'axe cérébro-spinal. Le neurone périphérique est essentiellement constitué par la cellule ganglionnaire, dont les prolongements protoplasmiques vont chercher les impressions au niveau des cellules ectodermiques, et dont le cylindre-axe transmet ces impressions au neurone central ou cellule de la substance grise de l'axe nerveux.

De même, le neurone périphérique optique est représenté par la cellule bipolaire, dont les prolongements protoplasmiques vont recueillir les impressinos lumineuses parmi les cellules épithéliales des cônes et bâtonnets ; et dont le prolongement central ou cylindre-axe, propage ces impressions jusqu'au neurone central ou cellule ganglionnaire.

L'homologie est donc parfaite ; et l'on peut écrire :

Cellules des cônes et bâtonnets = cellules dermiques ; cellules bipolaires = cellules des ganglions spinaux ; cellules ganglionnaires de la rétine = cellules de l'axe gris spinal.

Protoneurone acoustique (1). Le nerf acoustique étant un nerf exclusivement sensitif, il n'est pas étonnant de trouver son noyau d'origine réelle en dehors de l'axe cérébro-spinal. Ce noyau est formé au dépens de la crête neurale, lieu d'origine des nerfs crâniens d'ordre sensitif ; cette crête est primitivement située entre la paroi du tube cérébral et l'épiderme ; puis elle se dissocie et le noyau qui formera le nerf acoustique est rejeté peu à peu sur les parties externes du cerveau postérieur.

Lorsque le développement est achevé, les cellules provenant de la crête neurale primitive se retrouvent sous forme d'amas ganglionnaires, point de départ des différentes branches du nerf acoustique :

Le ganglion de Corti, situé à la base de la lame spirale, forme la branche cochléaire.

---

(1) Pour plus de détails, lire l'article de P. BONNIER. Le *nerf labyrinthique.* Nouvelle iconographie de la Salpétrière, novembre 1894.

Le ganglion de Scarpa, situé au fond du conduit auditif interne donne naissance à la branche vestibulaire.

Les recherches récentes de Retzius et de Van Gehuchten ont montré que ces ganglions sont formés de cellules nerveuses bipolaires dont le prolongement externe, de nature protoplasmique se termine par des ramifications libres entre les cellules épithéliales de l'organe de Corti, pour les cellules du ganglion spiral; entre les cellules épithéliales des taches acoustiques, pour les cellules du ganglion de Scarpa. Le prolongement interne de ces cellules bipolaires représente le prolongement cylindraxile de la cellule nerveuse; il devient le cylindre-axe d'une fibre constitutive du nerf acoustique.

Chaque cylindre-axe pénètre dans la partie externe de la région bulbo-protubérantielle, et se bifurque en une branche ascendante, et une branche descendante, se terminant dans la substance grise des noyaux acoustiques (1).

Il est d'une extrême importance de préciser d'une façon plus exacte les connexions des branches terminales du nerf auditif. Le *nerf cochléaire* formé de fibres grêles, homologues des fibres minces externes des racines postérieures se rend à deux noyaux, le noyau antérieur et le tubercule acoustique, prolongements de la tête des cornes postérieures.

Le *nerf vestibulaire*, composé de grosses fibres, qui

(1) Van Gehuchten attire de plus l'attention sur un fait qu'il a observé chez l'embryon de poulet : quelques branches de bifurcation prennent une direction horizontale pour se rendre dans le cervelet : « Ce sont peut-être les fibres que Edinger a décrites sous le nom de voie sensitive directe du cervelet. » Ce détail est de nature à jeter quelque lumière dans la physiologie pathologique du signe de Romberg.

correspondent aux grosses fibres internes des racines postérieures, entre en contact avec trois noyaux, situés sous le plancher du quatrième ventricule : le noyau interne, le noyau de Bechterew, ou noyau vestibulaire, et le noyau de Deiters.

Ce dernier semble être le prolongement de la colonne vésiculaire de Clarke, qui réapparaît ainsi dans le domaine du nerf vestibulaire pour l'unir au cervelet par un faisceau direct, décrit par Bechterew, qui appartient anatomiquement et physiologiquement au même système que le faisceau cérébelleux direct de Flechsig (1).

Le neurone périphérique vient donc apporter ses excitations fonctionnelles à ce second neurone, central, qui les transmet au cervelet d'une part, et d'autre part à l'appareil nucléaire des oculo-moteurs

Les deux noyaux ampullaires, l'interne et l'antérieur, envoient en effet des fibres directes au noyau de la sixième paire, ou oculo-moteur externe du même côté.

Ce dernier est à son tour associé dans son fonctionnement aux autres centres oculo-moteurs de la quatrième et de la troisième paire.

Ces différents noyaux oculo-moteurs d'un même côté sont ainsi unis entre eux, les connexions d'un côté à l'autre sont moins connues. MM. Duval et Laborde (2) ont cependant décrit un faisceau unissant l'abducteur d'un côté, à l'adducteur de l'autre, et qui dessert les mouvements con-

(1) P. Bonnier. Rapports entre l'appareil ampullaire de l'oreille interne et les centres oculo-moteurs. *Revue neurologique,* 1895, page 675.

(2) Mathias Duval et Laborde. *Journal de l'Anatomie et de la Physiologie* de A. Robin, 1880.

jugués des deux globes oculaires dans le plan horizontal ; ce faisceau s'entrecroise avec celui du côté opposé, non pas au niveau même des noyaux de la troisième paire, mais bien au-dessus de ces noyaux (1).

André Thomas (2) vient également de démontrer qu'il existe des fibres issues des noyaux de Deiters et du noyau de la sixième paire, qui traversent le raphé au niveau de la protubérance, montent dans le faisceau longitudinal postérieur du côté opposé et se terminent dans le noyau de la troisième paire de ce côté.

Ces connexions des branches terminales du nerf auditif étaient importantes à préciser, car elles expliquent d'une façon très nette, quelques symptômes tabétiques, entre autres les paralysies oculaires de la période du début.

Protoneurone olfactif. — C'est dans l'appareil olfactif qu'apparaît avec le plus de netteté le mode de superposition des éléments nerveux sensitifs.

Le neurone olfactif périphérique a sa cellule d'origine très loin de l'axe cérébro-spinal, dans la muqueuse olfactive, entre les cellules épithéliales. Cette cellule nerveuse est bipolaire ; son prolongement périphérique épais, irrégulier, arrive jusqu'à la surface libre de la muqueuse, où il se termine par un ou deux petits filaments ; il représente le prolongement protoplasmique. Le prolongement interne est beaucoup plus grêle : c'est le véritable cylin-

(1) LABORDE. *Société de biologie*, séance du 21 mars 1896.

(2) A. THOMAS. Contribution à l'étude expérimentale des déviations conjuguées des yeux et des rapports anatomiques des noyaux de la III⁰ et de la VI⁰ paire. *Société de biologie*, séance du 14 mars 1896.

dre-axe. Il traverse la partie inférieure de l'épithélium et arrive dans la sous-muqueuse. Les différents cylindre-axes se réunissent les uns aux autres, forment des faisceaux nerveux, traversent les trous de la lame criblée de l'ethmoïde, pénètrent dans la face inférieure du bulbe olfactif et s'y terminent par des ramifications libres, dans les glomérules olfactifs.

C'est dans ces glomérules que se fait le contact entre le neurone périphérique et le neurone central ; c'est là que le prolongement cylindraxile du neurone périphérique rencontre les prolongements protoplasmiques du neurone central.

Ce dernier neurone forme par ces différents éléments, les trois couches du bulbe olfactif :

1° *Couche des fibrilles olfactives* (cylindre-axes du premier neurone) et des glomérules olfactifs.

2° *Couche des cellules mitrales*, ou corps cellulaire des neurones centraux.

3° *Couche des fibres nerveuses centrales* ou prolongements cylindraxiles des neurones centraux portant les impressions olfactives des cellules mitrales vers les cellules cérébrales.

En résumé, l'appareil olfactif est donc représenté par deux éléments essentiels : 1° le neurone périphérique ou cellule bipolaire de la muqueuse olfactive ; 2° le neurone central représenté par les cellules mitrales avec ses prolongements protoplasmiques descendants, et son cylindre-axe ascendant.

Mais il est inutile d'insister plus longtemps sur ce protoneurone olfactif, dont les manières de réagir dans le tabes sont fatalement inconnues. Les troubles de l'odorat ne sont du reste jamais recherchés, et il faut que le malade se plaigne pour que l'attention soit attirée sur ce point : tel est le cas de ce tabétique d'Erben (1) qui, par moments, percevait une odeur de matières fécales.

Nerfs sympathiques. Nos connaissances concernant le mode de développement du système nerveux sympathique sont encore très incomplètes. On sait toutefois que certaines cellules ont la même origine que les cellules des ganglions cérébro-rachidiens

Pendant la formation de ces derniers quelques ganglioblastes s'éloignent, et vont constituer de chaque côté de la colonne vertébrale une chaine ganglionnaire moniliforme dont les segments correspondent aux différents métamères.

Chaque ganglioblaste sympathique donne naissance à un prolongement cylindraxile, qui constituera soit un rameau communiquant, se dirigeant vers la moelle, soit un rameau intermédiaire, se portant dans le ganglion sympathique voisin, soit un rameau périphérique.

Outre ce seul prolongement cylindraxile, la cellule ganglionnaire est pourvue de plusieurs prolongements protoplasmiques plus ou moins longs qui se terminent librement dans le voisinage de la cellule d'origine. Les cellules nerveuses du système sympathique présentent donc les mêmes caractères que les cellules nerveuses du système cérébro-spinal.

(1) *Wiener medic. Blaetter*, 1886, n° 43 et 44.

Nous ne connaissons pas encore complètement l'organisation interne du système nerveux sympathique ; et il est impossible actuellement de rechercher quel est le neurone homologue du protoneurone centripète.

Il était nécessaire de faire remarquer cependant que quelques cellules du système sympathique possèdent une origine commune avec les corps cellulaires du protoneurone centripète. Ce fait explique les quelques altérations invoquées pour rendre compte de certaines manifestations du tabes dorsalis : troubles vaso-moteurs, troubles sécrétoires, troubles oculo-pupillaires etc. Il est vrai qu'il faut ajouter que les recherches de Vulpian, de M. le professeur Raymond ont démontré l'intégrité habituelle des cordons et des ganglions du grand sympathique dans le cas de tabes dorsalis (1).

RÉSUMÉ

Considéré dans sa forme la plus simple, la voie sensitive est constituée de deux éléments nerveux, superposés, dont l'un est périphérique, reliant les différents organes à l'axe nerveux ; et dont l'autre est central, unissant les parties de l'axe cérébro-spinal, dans lesquelles se terminent les neurones périphériques, aux éléments de la couche corticale grise du cerveau antérieur.

Le neurone périphérique constitue un système, dont l'embryologie démontre l'autonomie d'une façon formelle. Il naît de la crête ganglionnaire de Sagemehl, organe de

(1) F. RAYMOND. Maladies du système nerveux. Scléroses systématiques de la moelle, 1894, p. 203.

provenance ectodermique, situé entre le tube neural et l'épiderme, crête ganglionnaire qui se prolonge en avant jusqu'aux cellules rétiniennes (Dareste), et se poursuit en arrière sur toute la hauteur du tube neural.

Cette crête ganglionnaire, ou cordon ganglionnaire de His, se divise en plusieurs parties correspondant aux segments primordiaux (métamères). Ces différentes parties ne tardent pas à s'épaissir, et leurs éléments cellulaires forment les corps cellulaires des protoneurones centripètes.

Les cellules nerveuses ou gangliobastes subissent ensuite les différentes transformations qui aboutissent enfin à la constitution définitive des neurones sensitifs périphériques.

Malgré la diversité apparente des formes, tous les protoneurones périphériques sont réductibles à un seul type : cellule bipolaire dont les deux prolongements sont ; l'un central, cylindraxile ; l'autre périphérique, protoplasmique.

Ce dernier se rend à la surface libre des muqueuses ou des épithéliums, qui servent ainsi d'intermédiaires entre les excitations externes et les ramifications terminales des fibres sensitives.

Pour les nerfs de la sensibilité générale, les cellules épithéliales interposées ne servent que de conducteurs indifférents et passifs. Pour les fibres optiques et acoustiques, au contraire, ces cellules épithéliales interposées prennent des caractères particuliers ; elles deviennent des éléments actifs, des cellules neuro-épithéliales, telles les cellules des cônes et bâtonnets de la rétine, et les cellules ciliées de l'organe de Corti.

CHAPITRE II

TÉRATOLOGIE

« Dans ces dernières années s'est établi entre la tératologie et l'embryologie normale, ce rapport fréquent et suggestif qui existait entre la pathologie et la physiologie. De même que certains troubles pathologiques ont amené la découverte d'une fonction normale, de même, certains arrêts de développement ont mis en lumière le processus probable du développement normal : le fait de tératologie observé a été comme une expérience naturelle d'embryologie, de même qu'une observation clinique peut avoir le caractère d'une expérience de physiologiste (1). »

Dès 1881, l'étude du système nerveux des Otocéphales apprenait à M. le Professeur M. Duval (2) la direction dans laquelle se développent les nerfs sensitifs ; chez les Otocéphales, chez lesquels manquent toutes les parties de l'encéphale situées en avant du bulbe, l'absence de la racine bulbaire du trijumeau indiqua que, dans la formation des nerfs sensitifs et en particulier du trijumeau,

(1) Prof. Mathias Duval. Pathologie générale de l'embryon, tératogénie, in *Traité de pathologie générale* publié par Ch. Bouchard, tome I, page 182.

(2) Mathias Duval. Sur un monstre otocéphale. *Bull. de la Soc. de biol.*, 26 mars 1881.

c'est le ganglion spinal (le ganglion de Gasser qui en est l'homologue dans le cas en question) qui apparaît le premier, et qu'ensuite, les racines postérieures ou sensitives se développent en partant du ganglion et se dirigent vers la moelle (ou le bulbe). Ce mode d'origine des racines sensitives, indiqué par le fait tératologique, a ensuite été confirmé par les observations directes.

C'est ainsi que dans ce cas l'étude tératologique a guidé l'étude embryologique. Ce n'est généralement. pas la règle, et les exemples contraires abondent ; le plus souvent l'étude des arrêts de développement est venue confirmer ce que l'on connaissait déjà ; il est juste d'ajouter que dès lors le fait confirmé est établi d'une façon définitive.

L'étude embryologique démontre d'une façon si formelle l'autonomie originelle du protoneurone centripète, que l'imagination peut se représenter un monstre dont le développement ne porterait que sur ce protoneurone centripète, alors que le système nerveux central serait complètement absent. L'existence d'un pareil monstre aurait la valeur d'une expérience de physiologiste, et son étude entraînerait la conviction du plus sceptique.

Or, ce monstre existe, von Léonova (1) l'a observé et décrit en 1893 ; sa description est si frappante et si nette que je ne résiste pas au plaisir de la reproduire *in extenso* (2) :

<hr>

(1) O. V. Leonova. Ein fall von Anencephalie combinirt mit totaler amyeline. *Neurologishes Centralblatt,* 1893, p. 218 et suivantes.

(2) Je désire remercier ici mon ami Forman, externe des hopitaux, de la complaisance avec laquelle il m'a traduit les textes allemands.

Fœtus de 34 centimètres de longueur, ayant les membres développés normalement ; les oreilles, le nez ne présentant rien de particulier.

Anatomie macroscopique. — La boîte cranienne est largement ouverte, la base du crâne et l'occipital existent, mais sont informes.

Les parties postérieures du canal rachidien manquent complètement, la cavité rachidienne est donc béante. La peau arrive jusqu'à proximité du canal, s'amincit et se continue par une sorte de membrane qui se termine librement.

Le cerveau et la moelle sont totalement absents. Dans la région cervicale et à proximité du trou occipital, comblé, se trouve un tissu rouge, spongieux, qui n'est probablement autre chose que l'aréa médullosa vasculosa de Recklinghausen.

Dans toute son étendue le canal rachidien est rempli de racines nerveuses, provenant, surtout, de la queue de cheval. Les racines traversent de chaque coté une membrane assez ferme: la dure-mère.

Cette membrane enlevée, on se trouve en présence de toute une série de ganglions spinaux d'apparence presque normale. A gauche on peut compter dix de ces ganglions, à droite neuf; à la place du dixième ganglion droit, se trouve une nodosité longitudinale renfermant un contenu hémorrhagique; il s'agit probablement d'un ganglion mortifié et détaché des racines.

On peut encore disséquer avec beaucoup de peine, dans la région de la nuque, à gauche, trois petits ganglions qui ne sont pas tout à fait séparés; ils sont de plus en rapport partiel avec le ganglion sus-jacent.

A la même hauteur, à droite, se trouve un ganglion démésurément grand, qui présente des encoches latérales; c'est en somme une chaîne de ganglions non encore séparés.

Chaque ganglion donne naissance à deux racines, une périphérique, et une centrale. Le prolongement central correspond à une racine postérieure de la moelle; cette racine semble plus longue car on trouve ici, à découvert et isolée la partie qui doit faire normalement le trajet intra-médullaire. En tout cas, quelques-unes des racines parcourent le canal rachidien d'un bout à l'autre, et l'une des racines qui prend naissance dans un des ganglions de la queue de cheval vient s'insérer finalement sur l'os occipital. Toutes les racines finissent librement en s'amincissant peu à peu ; quelques-unes donnent l'impression de « chercher » la moelle absente, afin de pouvoir s'y enfoncer.

Les racines antérieures manquent complètement ; tous les troncs nerveux périphériques proviennent des extrémités des ganglions spinaux, cela est vrai même pour les fibres nerveuses qui s'enfoncent dans les muscles.

De la partie externe du ganglion le plus inférieur partent des fibres qui se répandent à la surface du muscle grand fessier. De cinq paires ganglionnaires, formant la queue de cheval, sortent des racines qui prennent part à la formation du nerf crural et à la formation du plexus sacré.

Les ramifications qui se perdent dans la peau sont plus grosses, plus développées que les rameaux musculaires.

Les racines externes de quatre ganglions situés au-dessus des précédents entrent dans les espaces intercostaux.

Les racines périphériques des trois ganglions cervicaux, incomplètement séparés, prennent part à la formation du plexus brachial, qui est très visible, sans être toutefois très développé. Aux membres supérieurs, les rameaux peauciers sont également plus développés que les rameaux musculaires.

Les muscles ne présentent aucune anomalie de développement ; ils n'offrent en général aucune modification, ni de forme, ni de couleur.

Quant au système nerveux du grand sympathique, il faut signaler la présence de trois ganglions cervicaux d'apparence normale ; ils sont rapprochés l'un de l'autre, et communiquent avec le plexus brachial par des rami communicantes distinctes ; les autres ganglions n'ont pas été recherchés.

Les nerfs craniens ont été difficiles à découvrir à cause de la grande quantité de tissu adipeux ; seuls le nerf facial droit et le nerf optique ont été recherchés.

Il a été possible de disséquer un rameau du facial (la branche temporo-faciale?); mais l'étude histologique ne put faire affirmer que ce filet était réellement un faisceau nerveux.

Le nerf optique a pu être mis à découvert à partir de son origine oculaire et sur une longueur de 12 mill., en allant vers le centre; il était gris, mou, très fin et se terminait librement.

Il fut impossible de trouver des traces du chiasma.

Anatomie microscopique. — On pratiqua l'examen histologique des ganglions spinaux, du ganglion cervical supérieur, des racines postérieures, du nerf sciatique, du nerf optique, de la rétine, de quelques muscles striés et de quelques ramifications nerveuses intra-musculaires.

Toutes ces recherches furent faites comparativement avec des recherches identiques portant sur un fœtus sain, de 38 centimètres de longueur.

Le volume des ganglions spinaux est à peu près normal. La grandeur des cellules ganglionnaires n'offre rien de spécial ; leurs rapports réciproques ne sont pas changés; quant à leur structure il n'y a rien de particulier à dire. Entre ces cellules se trouvent de nombreuses granulations, qui sont, probablement, des leucocytes en voie de migration.

Les ganglions spinaux sont traversés par des fibres représentées en partie par des cylindre-axes nus, en partie par des fibres myélinées; ces dernières sont moins nombreuses et moins épaisses que celles qui se trouvent dans les ganglions du fœtus normal.

Mais la différence capitale qui existe entre le ganglion du fœtus normal et celui de l'anencéphale consiste en ce que dans ce dernier on trouve des accumulations d'éléments lymphoïdes, qui dans l'autre manquent, ou du moins ne s'y trouvent qu'en très petite quantité. Il paraît que de telles collections de granulations ne sont pas rares dans la substance grise du système nerveux central, lorsqu'il y a vice de développement du tube médullaire.

Les vaisseaux des ganglions sont très dilatés et remplis de globules sanguins, parfois même on rencontre de petits foyers hémorrhagiques.

Les coupes transversales des nerfs ischiatiques faites à la même hauteur sur le fœtus normal et sur l'anencéphale font voir que chez ce dernier le nerf est plus frêle ; ce fait se conçoit aisément puisque, dans ce cas, les fibres motrices manquent.

Les fibres nerveuses qui entrent dans la substance musculaire présentent un phénomène très-curieux : leurs terminaisons se font en masses arrondies ; cette manière de se terminer contraste singulièrement avec celles des fibres motrices, qui, elles, se terminent en se ramifiant.

La surface de ce gonflement en masse est lisse, homogène, et se colore facilement par le carmin. Peut-être s'agit-il ici de nerfs musculaires sensibles.

Les prolongements centraux des ganglions spinaux, c'est-à-dire les racines postérieures, ne présentent que quelques fibres nerveuses entourées de myéline : la plupart des cylindre-axes sont nus. En faisant des coupes longitudinales on peut se convaincre que les nombreux filaments apparents sur les préparations sont de véritables cylindre-axes, car ils sont parsemés de varicosités.

Les vaisseaux sont très nombreux, très dilatés, mais ne contiennent que peu de globules sanguins.

Rétine et nerf optique. — Le nerf optique a été étudié sur une coupe distante de la sclérotique de 4 ou 5 millimètres. Sur cette coupe on ne voit aucune fibre nerveuse myélinée ; le nerf, dans sa totalité, est composé d'éléments de nature conjonctive et de noyaux, il est creusé de lacunes disséminées. Ça et là se voient bien dans la coupe des points isolés qui pourraient rappeler la coupe transversale de cylindre-axes, mais on ne peut pas affirmer avec certitude que ce soient de véritables cylindre-axes. L'artère centrale est très dilatée ; en général on trouve de nombreux vaisseaux, mais peu sont remplis de sang.

La sclérotique et la choroïde sont bien développées ; peut-être même sont elles plus épaisses que dans les conditions normales. Les vaisseaux sanguins de la choroïde sont très volumineux et remplis de sang.

La *rétine* est extraordinairement riche en replis, et aussi fortement vascularisée que la choroïde.

La couche granuleuse externe présente la même largeur que dans la rétine d'un fœtus normal; en quelques endroits elle est même plus large. Les granulations ont leur structure habituelle, elle sont peut-être un peu moins entassées. La couche granuleuse interne est très étroite; le groupement des granulations est irrégulier; le nombre en est extrèmement petit. La couche intergranulaire est distinctement développée.

L'épaisseur des deux couches granuleuses n'est pas uniforme, mais en général la couche externe est plus puissante.

La couche des fibres nerveuses et des cellules ganglionnaires manque complètement; en tout cas les petits éléments cellulaires, souvent spiroïdes, que l'on trouve en cet endroit, sont tout à fait différents des cellules ganglionnaires très bien développées de la rétine du fœtus normal. Ces petits éléments ressemblent davantage aux neuroblastes, et n'ont pas de prolongements. Ce sont peut-être des cellules ganglionnaires atrophiées.

Il fut impossible de trouver des batonnets; ils étaient représentés par de petites masses, difformes et macérées. Mais il faut ajouter que le même aspect existait chez le fœtus normal:

Système nerveux sympathique. — Les cellules ganglionnaires paraissent très bien développées; leurs noyaux sont arrondis, volumineux avec nucléoles distincts. Le protoplasma de chaque cellule est délicatement granulé. Les cellules ganglionnaires se touchent intimement et sont très souvent séparées par des amas de leucocytes. Les vaisseaux sanguins sont dilatés et remplis de globules rouges.

Il est impossible de trouver un schéma plus exact et plus frappant du protoneurone centripète, envisagé dans ses différentes modalités :

1° Le protoneurone radiculaire spinal, dont le corps cellulaire intact envoie vers la périphérie des prolongements protoplasmiques, nerfs sensitifs, et vers le centre un cylindre-axe qui « cherche » la moelle non développée.

2° Le protoneurone optique, développé, mais atrophié, qui entre dans la constitution de la couche granuleuse interne. Il faut noter en passant que dans le cas de von Léonova la couche des fibres nerveuses et des cellules ganglionnaires manque complètement ; autre raison pour conclure que ces cellules sont réellement les homologues des cellules médullaires, et que la couche granuleuse interne, ou couche des cellules bipolaires, est réellement constituée par le véritable protoneurone centripète.

3° Le protoneurone du système nerveux sympathique, dont l'origine paracentrale est ainsi démontrée.

Cette observation constitue donc le meilleur résumé que l'on puisse fournir de l'étude embryologique ; elle vient confirmer d'une manière éclatante les données embryogéniques concernant la différenciation dès le début de la formation embryonnaire, du protoneurone centripète.

CHAPITRE III

PHYSIOLOGIE DU PROTONEURONE CENTRIPÈTE

L'autonomie du protoneurone centripète étant ainsi démontrée d'une façon formelle par l'étude embryologique et tératologique, il est facile de comprendre que ce protoneurone possède des aptitudes pathologiques spéciales : il constitue un tout susceptible d'être lésé, soit par une hérédité vicieuse, soit par les multiples injures qui troubleront d'une façon quelconque son fonctionnement normal.

De façon à procéder du simple au composé, il me parait indispensable d'entrer dans quelques détails au sujet de ce fonctionnement normal, de faire en un mot, la physiologie du premier neurone centripète.

Les différentes variétés morphologiques de ce protoneurone peuvent se réduire au schéma suivant : corps cellulaire possédant un noyau, un protoplasma, deux sortes de prolongement. Le prolongement périphérique étale ses ramifications terminales dans les épithéliums ; le prolongement central pénètre dans l'axe cérébro-spinal, où il se bifurque en deux branches principales qui fournissent à leur tour de nombreuses collatérales.

Pour faire comprendre la physiologie de cet organe

assez complexe, mon maître, M. Brissaud (1) employait une comparaison, je ne saurais mieux faire que de citer ses paroles (2) :

« L'embryon de la plante se compose de trois parties principales : la *tigelle*, partie centrale, aux deux pôles de laquelle apparaissent des prolongements plus ou moins ramifiés, d'une part la *plumule* qui deviendra le feuillage, d'autre part la *radicule*, future racine du végétal. Toute graine possède cette double tendance à pousser des prolongements par ses deux pôles opposés. Les botanistes ont désigné ce phénomène par le mot *géotropisme positif* ou *négatif*, selon que les ramifications ont tendance à gagner le sol ou à s'en éloigner.

« On peut établir des liens de comparaison très intimes entre la cellule végétale et la cellule nerveuse, celle-ci n'a-t-elle pas, elle aussi, une plumule : les prolongements protoplasmiques ; et une radicule : son prolongement cylindraxile.

« Elle est le centre vital d'où émanent, comme dans l'embryon de la plante, deux sortes de filaments issus de deux pôles opposés, et dont les uns tendent à gagner les centres, les autres la périphérie.

« Le noyau de la cellule représente en définitive une force vitale qui possède un *ontotropisme positif* ou *négatif.*

« Le fait que le cylindre-axe est morphologiquement diffé-

(1) Brissaud. Leçon clinique faite à l'hôpital Saint-Antoine le 30 janvier 1894.

(2) Je tiens à remercier ici mon ami, le Dr Henri Meige, de l'obligeance avec laquelle il m'a fourni les notes prises par lui aux conférences cliniques faites par M. Brissaud, à l'hôpital Saint-Antoine.

rent des ramifications protoplasmiques n'implique pas qu'il soit de nature différente ; des auteurs récents ont fait ressortir l'identité de nature de ces deux sortes de prolongements. Ils sont l'un et l'autre des expressions de la vitalité cellulaire et sous la dépendance de cette vitalité.

« La comparaison avec les végétaux peut se poursuivre plus loin encore. Comment vit la plante ? En deux mots, de l'air et de la terre ; de l'air par ses rameaux et son feuillage, de la terre par ses racines.

« Or qu'arrive-t-il si l'on coupe toutes les branches ? La plante meurt. Elle meurt aussi si l'on sectionne toutes les racines.

« Mais si l'on ne coupe qu'une ou deux branches, une ou deux racines, la plante vit encore, et ne meurent que les branches ou les racines sectionnées.

« Il en est de même de la cellule nerveuse, une lésion destructive à l'origine des prolongements cylindraxiles ou protoplasmiques entraîne la mort de la cellule même. Mais la lésion qui siège à distance ne fait mourir que les ramifications situées au delà. »

Cette comparaison montre la solidarité étroite qui existe entre les différents membres du neurone. Elle montre de plus la solidarité qui unit les différents neurones.

La plante vit de l'air et de la terre. Le neurone vit des excitations qu'il reçoit par ses ramifications protoplasmiques, qu'il transmet par son cylindre-axe au neurone voisin ; un neurone vient-il à manquer, sa disparition entraînera des modifications fonctionnelles sur le neurone sus ou sous-jacent.

« En un mot l'intégrité fonctionnelle et anatomique du neurone dépend à la fois de l'intégrité de toutes ses parties constituantes, et des neurones qui lui apportent ses excitations fonctionnelles : le neurone vit de sa fonction » (1).

(1) BRISSAUD. Leçon clinique faite à l'hôpital Saint-Antoine, le 7 mars 1895.— G. MARINESCO. Théorie des neurones. *Presse médicale*, le 28 décembre 1895.

CHAPITRE IV

PATHOLOGIE DU PROTONEURONE CENTRIPETE :
LE TABES DORSALIS

Hautement différencié dès la première heure de la vie embryonnaire, le protoneurone centripète possède de par son origine même, des susceptibilités morbides spéciales. Ce fait va de soi et n'a besoin d'aucune démonstration.

Il est un point cependant qui peut être matière à dis_cusssion. L'hérédité peut-elle transmettre sur ce protoneurone une empreinte capable de diminuer sa force de résistance ? Certes il existe bien quelques exemples d'hérédité similaire ; mais ces cas, extrèmement rares, ne peuvent entrer en ligne de compte. Charcot, Féré, Ballet et Landouzy invoquent, il est vrai, l'hérédité comme cause du tabes ; mais ils entendent par ce terme l'hérédité névropathique dans son sens le plus large, et cette opinion qui rattache en quelque sorte le tabes aux affections nerveuses les plus diverses, parait au premier abord en opposition formelle avec ce fait bien établi de l'autonomie du protoneurone périphérique. Ceci est un argument spécieux. Il ne faut pas oublier, en effet, que si dès son origine, le cordon ganglionnaire est indépendant de la moelle, il nait cependant, comme elle, de l'ectoderme. Cette communauté d'origine établit, entre le système périphérique et le système central, des liens de parenté qui expliquent quelques susceptibilités héréditaires identiques. Mais là s'arrête la ressemblance existant entre les deux systèmes ; et de la différenciation rapide du cordon ganglionnaire naissent de nouvelles aptitudes morbides.

La clinique a établi quelles sont les causes les plus fréquentes qui agissent sur ce système ainsi différencié ; et, l'action de la syphilis n'est plus à démontrer ; sur ce point, les discussions si vives, il y a quelque temps, s'éteignent à l'heure actuelle.

Il n'en est pas de même lorsqu'il s'agit d'expliquer le mode de réaction que présente le neurone au principe pathogène. C'est véritablement là que siège l'inconnu du problème, et les nombreux travaux entrepris pour éclaircir cette question, n'ont en somme abouti qu'à démontrer que la véritable lésion primitive du tabes dorsalis échappe encore à nos moyens d'investigation.

Le neurone se compose de trois parties : deux prolongements, un corps cellulaire. Lequel de ces trois membres succombe le premier ? Cette question ne comporte actuellement d'autres réponses que des hypothèses ; et cela pour deux raisons principales :

1° L'absence de constatation anatomique au début de la maladie.

2° L'insuffisance de nos connaissances sur la structure normale du protoneurone centripète.

I. Il n'y a pas d'observation de tabes relatant une autopsie faite à une époque où le diagnostic s'affirmait à peine, c'est-à-dire tout à fait au début de la maladie. Les cas de Pierret, de Westphal, de Strumpell, de Krauss, de Lissauer, de Martius, de Nonne, de Flechsig, de M. le professeur Raymond (1), cas qui fixent admirablement la topographie des lésions spinales du tabes à une période peu avancée, ne donnent aucun renseignement sur la lésion primitive. Dans ces différents exemples, on voit bien une sclérose fasciculée, mais rien ne prouve que cette sclérose n'est pas la propagation de lésions plus discrètes, localisées primitivement aux extrémités des neurones, aux collatérales. Les observations plus récentes de Weil (2) de Pineles (3) sont passibles de la même objection.

II. L'insuffisance de nos connaissances sur la stucture normale du protoneurone centripète nous empêche de préciser avec quelque certitude le point de départ des lésions tabétiques.

Il n'est pas sans intérêt de faire ici une comparaison, et de signaler ce que nous connaissons du neurone moteur périphérique tant au point de vue anatomique, qu'au point de vue pathologique.

S'il est un neurone bien connu dans ses moindres détails, c'est certainement ce neurone moteur ; les travaux de Nissl nous en ont appris la finesse structurale. Il semblerait donc impossible de discuter sur les différentes façons que possèdent ce neurone de réagir contre les différents agents toxiques ou infectieux.

(1) RAYMOND. Topographie des lésions spinales du tabes au début. *Revue de Médecine,* 1891.

(2) WEIL. Ein fall von tabes incipiens. *Arch. f. Psychiatric und Nervenheilkunde,* 1894.

(3) PINELES. *Club Médical Viennois,* 13 Mars 1895.

Tel n'est pas le cas, et il est encore permis de discuter sur le mécanisme qui donne naissance aux névrites de cause interne, infectieuse ou toxique ; il est encore impossible d'affirmer ou non, que ces névrites périphériques sont réellement indépendantes de toute modification des centres nerveux. Les nombreux travaux suscités par cette question, démontrent la justesse des restrictions que M. Babinski formulait dans le traité de Médecine.

Dernièrement encore, MM. Ballet et Dutil (1) communiquaient à la Société médicale des hôpitaux un cas qui s'était présenté cliniquement comme un cas de polynévrite ; indépendamment des lésions des troncs nerveux et des racines antérieures, existaient des altérations accusées des cellules des cornes antérieures de la moelle. MM. Ballet et Dutil faisaient en outre remarquer qu'il ne suffit pas pour affirmer que la polynévrite a été consécutive à des altérations de la moelle, de constater de semblables altérations car la poliomyélite peut avoir été secondaire.

Cette possibilité de l'origine secondaire de la poliomyélite n'est pas de nature à éclairer la question ; elle est cependant prouvée d'une façon indubitable et G. Marinesco (1) vient de nouveau d'affirmer « que les polynévrites déterminent dans les centres nerveux des lésions constantes mais d'origine secondaire ; ces lésions constituent la réaction nécessaire d'un centre en souffrance. »

---

(1) G. BALLET ET A. DUTIL. Sur un cas de polynévrite avec lésions médullaires. *Société méd. des hôpitaux*, 13 décembre 1895.

(2) G. MARINESCO. Des polynévrites en rapport avec les lésions secondaires et les lésions primitives des cellules nerveuses. *Revue neurologique*, 15 Mars 1896.

Cet exemple suffirait pour démontrer qu'un neurone parfaitement connu dans sa structure anatomique, présente encore de nouveaux sujets de discussions lorsqu'il s'agit de déterminer son mode de réaction aux agents pathogènes.

La paralysie ascendante aiguë de Landry, fournit de ce fait une preuve peut-être plus démonstrative encore. Le syndrome clinique qui, en définitive, traduit la souffrance du protoneurone centrifuge, est rattaché, par quelques auteurs, à une lésion intéressant les nerfs périphériques moteurs, tandis que d'autres ne veulent voir dans ce syndrome de Landry, qu'une poliomyélite antérieure (1). Y a-t-il, du reste, entre les deux opinions une différence tranchée?

La cellule des cornes antérieures et son cylindraxe qui constitue la fibre motrice des nerfs périphériques doivent-ils être considérés comme deux organes essentiellement distincts? Poser ainsi la question c'est la résoudre.

« On ne saurait opposer la pathologie du prolongement cylindraxile à la pathologie du corps cellulaire, et mettre dans cette opposition la rigueur, l'exclusivisme, j'allais dire l'étroitesse de vue, que reflètent les traités classiques (2). »

(1) P. MARIE ET G. MARINESCO. Sur un cas de maladie de Landry avec constatations dans les centres nerveux de lésions poliomyélitiques liées à la présence d'un microbe. *Soc. méd. des hopitaux.* 18 oct. 1895.

G. BALLET ET A. DUTIL. Paralysie ascendante aiguë symptomatique d'une myélite diffuse ascendante. *Soc. méd. des hôpitaux*, 25 oct. 1895.

(2) PROF. RAYMOND. La paralysie ascendante aiguë dans ses rapports avec la poliomyélite antérieure et la polynévrite motrice. *Presse Médicale*, 1896. Nos 4 et 5.

Cette phrase, prononcée par M. le Professeur Raymond dans une de ses cliniques, résume admirablement la question.

Ces exemples démontrent qu'il est encore impossible de se faire une opinion solide en s'appuyant uniquement sur des constatations anatomo-pathologiques, et cela même lorsqu'il s'agit d'un neurone dont les détails anatomiques sont parfaitement connus.

Il semble au moins téméraire de reporter ces discussions au sujet du protoneurone centripète ; et on pourra objecter que le moment n'en sera venu que lorsque nous connaîtrons la cellule ganglionaire avec une précision supérieure à celle que comporte la connaissance actuelle de la cellule des cornes antérieures de la moelle. Cette objection peut paraître rationnelle. Cependant on peut dès maintenant être bien pénétré de cette notion, que la fibre d'un nerf périphérique et la cellule médullaire ou ganglionnaire, dont elle émane, forment un tout continu ; rien n'empêche d'admettre qu'un agent nocif, portant son action sur le neurone entier produise des perturbations insignifiantes sur le corps cellulaire, et entraîne, au contraire, des lésions considérables dans les portions périphériques, c'est-à-dire dans le cylindre-axe; cela est d'autant plus acceptable que les parties d'une cellule, les plus éloignées de leur centre trophique, c'est-à-dire du noyau ou des parties qui avoisinent le noyau, doivent selon toute vraisemblance être les plus fragiles.

Ce fait ressort de la physiologie du neurone, et pour continuer la comparaison faite par mon maître M. Brissaud, on peut dire que lorsque l'arbre est malade, ses feuilles jaunissent, ses branches meurent, alors que le tronc présente encore toutes les apparences d'une robuste vitalité.

Il est intéressant cependant d'exposer les différentes lésions qui surviennent dans l'ensemble du neurone, lorsque ce neurone, préparé par l'hérédité, est soumis à l'action d'agents infectieux ou toxiques, agents d'origine syphilitique, le plus souvent.

Dans cette étude, l'ordre à suivre est nécessairement celui dans lequel les lésions sont décelées par nos moyens actuels d'investigation ; chemin faisant j'exposerai les différentes théories, trop exclusives, qui fixent sur telle ou telle partie du neurone la lésion primordiale.

DÉGÉNÉRESCENCE DU PROTONEURONE CENTRIPÈTE RADICULAIRE SPINAL

Dégénérescence des branches terminales et des branches collatérales du cylindre-axe du protoneurone sensitif. — A peine entrée dans la moelle, chacune des tiges radiculaires se divise en deux branches terminales longitudinales, l'une descendante, l'autre ascendante. La branche descendante suit le faisceau de Burdach et se porte vers la partie de la moelle sous-jacente ; son trajet est court. La branche ascendante monte verticalement dans le cordon postérieur, les plus longues vont jusqu'au bulbe, les plus courtes ne paraissent pas dépasser cinq ou six centimètres, après quoi elles s'enfoncent transversalement dans la corne postérieure où elles déploient leur arborisation terminale.

La terminaison des deux branches de la racine postérieure ne représente qu'une faible partie de leur distribution : les branches radiculaires ascendante et descendante émettent des *collatérales* qui pénètrent dans la substance grise.(Golgi,Ramon y Cajal).Ce sont des fibres myélinées dans une partie de leur trajet ; elles se terminent autour des cellules de la substance grise par une touffe arborisée, mais non anastomosée, de fibrilles sans myéline finissant en bouton.

On peut répartir les fibres collatérales en fibres courtes, moyennes et longues.

1° — Les collatérales courtes, traversent la substance de Rolando, et se terminent autour des cellules nerveuses avoisinantes.

2° — Les collatérales moyennes peuvent être subdivisées en deux groupes :

a — Les unes pénètrent dans la colonne vésiculaire de Clarke, et forment autour des cellules un plexus très serré, richement arborisé ; elles apportent à ces éléments les excitations sensitives des racines postérieures, et par le faisceau cérébelleux qui émane de ces cellules propagent ces excitations jusqu'au cervelet.

b — Les autres passent par la commissure grise postérieure et vont aboutir au noyau de la corne postérieure du côté opposé.

3 — Les collatérales longues ne sont autres que le faisceau collatéral réflexe de Kolliker (f. sensitivo moteur de Cajal).

Né du faisceau de Burdach, ce faisceau passe en dehors des collatérales de la colonne de Clarke ; il traverse le col de la corne postérieure, et va s'épanouir dans la corne antérieure ; ses fibres se terminent par des arborisations très étendues qui enlacent les prolongements protoplasmiques des cellules motrices. Ce faisceau collatéral réflexe est la voie qui dans l'acte réflexe associe le ganglion spinal sensitif aux cellules motrices antérieures ; l'excitation sensitive pourra, grâce à ces faisceaux étagés, se transmettre aux éléments moteurs de la moelle et provoquer le mouvement réflexe, non seulement sur le plan d'arrivée de la racine postérieure mais sur toute la longueur de sa branche ascendante et de sa branche descendante.

De toutes ces collatérales, les plus importantes à considérer sont celles qui constituent les deux derniers groupes, c'est-à-dire les collatérales moyennes et les collatérales longues. Elles naissent toutes de la partie interne des racines postérieures, leurs fibres sont volumineuses et se voient par tous les procédés de coloration, aussi les a-t-on depuis longtemps décrites sous le nom de fibres irradiées, fibres rayonnantes du faisceau de Burdach.

L'existence de ces diverses collatérales n'est connue que depuis les travaux de Ramon y Cajal (1889-1892), aussi n'est-ce que dans les observations tout-à-fait récentes qu'il faut chercher mention des altérations qu'elles présentent dans le tabes.

Cette question n'est cependant pas si nouvelle qu'elle le semble au premier abord ; et tous les auteurs qui se sont occupés depuis 1870, des lésions spinales du tabes au début, ont signalé la disparition de la myéline des fibrilles nerveuses siégeant dans la substance grise. Or ces fibrilles nerveuses ne sont autre chose que les collatérales de Ramon y Cajal. L'interprétation de ces faits a seule changé ; les nouvelles constatations n'ont rien ajouté aux faits anciens.

En 1871, Pierret (1), après avoir décrit la sclérose des « bandelettes externes » ajoute textuellement : « ce noyau, sclérosé ne touche pas aux cornes postérieures ; il en est séparé par un tractus de substance blanche restée saine, *mais il envoie dans leur direction des faisceaux d'apparence fibroïde.* » Il signale, en outre, des altérations de la substance grise, consistant surtout en la dégénérescence des fibrilles nerveuses.

En février 1884 : Lissauer et Weigert (2) ont signalé comme une lésion constante et relativement précoce du tabes dorsalis une raréfaction des fibrilles nerveuses que l'on trouve en très grand nombre dans les colonnes de Clarke : « Il semble que dans ce territoire de substance grise les fibres nerveuses subissent une dégénérescence qui n'atteint pas les cellules ganglionnaires. »

Ces lésions ont de plus été représentées sur les planches de l'atlas de Blocq et Londe ; et M. le professeur Raymond (3) consacre une figure de son livre sur les *scléroses systématiques de la moelle* à la reproduction d'un cas observé dans son service (fig. 70, page 182).

Tout récemment, G. Marinesco a attiré de nouveau l'attention sur cette question, et, dans une note. lue par

(1) PIERRET. Sclérose des cordons postérieurs dans l'ataxie locomotrice. *Arch. de physiologie,* page 364, 1871-1872.

(2) LISSAUER ET WEIGERT. Ueber Veranderungen der Clarke'schen Säulen bei Tabes dorsalis. *Fortsch. der Medicin,* 15 février 1884.

(3) RAYMOND. Scléroses systématiques de la moelle. 1894..

M. Ballet à la *Société médicale des hôpitaux*, il étudie la pathologie des collatérales de la moelle épinière :

« La dégénérescence des collatérales réflexes, et celles des colonnes de Clarke, dans le tabes, est proportionnelle à celle des cordons et des racines postérieures. Dans des cas de tabes tout à fait au début, les collatérales réflexes. et celles des colonnes de Clarke sont toujours prises. A un stade un peu plus avancé, la lésion des collatérales s'accentue. A cette période, les trois ordres de collatérales sont pris : l'image de la dégénérescence des cordons postérieurs répond à celle donnée par Flechsig pour le tabes incipiens. Les racines postérieures sont nettement touchées. » (1).

A l'appui de ce travail, G. Marinesco montra des photographies, reproduites d'ailleurs dans l'atlas publié par cet auteur, sur les lésions des cordons postérieurs d'origine exogène (2).

Ce fait est donc constant, l'altération des collatérales est signalée dans toutes les observations complètes de tabes, à une période peu éloignée du début de l'affection. Il faut ajouter cependant que jamais cette dégénérescence des collatérales ne fut observée seule, c'est-à-dire sans être accompagnée de sclérose d'un des faisceaux constituant le cordon postérieur. Jusqu'à ce que la possibilité de cette dégénérescence, comme seule lésion tabétique soit démontrée par un fait positif, il faut donc se contenter d'une hypothèse ; mais cette hypothèse qui fixe dans les parties

(1) G. Marinesco. Pathologie des collatérales de la moelle épinière. *Soc. méd. des hôpitaux*, 6 mars 1896.

(2) Victor Babes: Atlas der Pathologischen Histologie der Nervensystems. Marinesco. Lésions des cordons postérieurs d'origine exogène.

terminales du neurone le début des altérations constatables est parfaitement plausible.

Ne sait-on pas que lorsque l'on sectionne un nerf, les modifications des tubes nerveux se montrent tout d'abord à leur extrémité périphérique, au niveau des plaques motrices ou des corpuscules sensitifs.

Dégénérescence du cylindre-axe (sclérose fasciculée postérieure primitive). — La dégénérescence scléreuse des cordons postérieurs a été la première lésion connue du tabes dorsalis.

Peu de temps après les publications de Duchenne sur l'ataxie locomotrice, les travaux de Axenfeld (1), de Bourdon et Luys, etc. (2), attirèrent l'attention sur « des lésions occupant les cordons postérieurs de la moelle et les racines qui en émergent ; elles consistent tantôt en une sorte de dégénérescence grise, tantôt en un état gélatineux et translucide ; ces lésions représentent ce qu'on appelle la sclérose. »

Cette sclérose a été étudiée avec le plus de fruit dans des cas de tabes au début, car la lésion est alors réalisée à l'état de pureté pour ainsi dire, et n'est pas compliquée de tous les désordres secondaires. Il n'existe encore qu'un très petit nombre de ces observations que M. le professeur Raymond (3) a réunies récemment dans un mémoire où il

(1) Axenfeld. Des lésions atrophiques de la moelle épinière. *Archives générales de médecine,* août 1863.

(2) Bourdon. Etudes cliniques et histologiques sur l'ataxie locomotrice progressive. *Archives générales de médecine,* novembre 1861.

(3) Raymond. *Revue de médecine,* 1891.

a montré la constance de la localisation du processus pathologique.

C'est évidemment la lésion la plus constamment signalée ; et cette raison a fait croire à plusieurs auteurs que
là se trouvait le véritable substratum anatomique du
tabes dorsalis.

De là à conclure que le tabes est dû à une sclérose fasciculée postérieure *primitive* il n'y a qu'un pas. On ne peut
cependant le franchir. L'idée d'une sclérose primitive ne
cadre absolument pas avec ce que nous connaissons de la
physiologie générale du neurone. Et si j'osais m'engager
sur un terrain brûlant, j'évoquerais les discussions encore
pendantes touchant la nature de la sclérose du faisceau
pyramidal dans la maladie de Charcot.

Dire que cette sclérose constante du faisceau postérieur
est primitive, parce qu'elle existe seule alors que nos
moyens d'investigations ne nous permettent souvent pas
de déceler d'autres altérations du protoneurone centripète, ne constitue pas un argument suffisant.

Les altérations des cellules ganglionnaires sont en effet
loin d'être constantes ; mais, cependant, elles existent, et
lorsque la technique histologique est impuissante à déceler leur existence, la clinique peut l'affirmer. S'il ne
s'agissait que d'une simple sclérose primitive, c'est-à-dire
d'une véritable névrite périphérique, le cylindraxe pourrait se régénérer, la guérison serait possible ; or ce fait
n'est point.

Dégénérescence des fibres radiculaires. — *Lésions
radiculaires.* — Moins constantes que la sclérose de fais-

ceaux radiculaires intra-médullaires, les altérations des
racines postérieures sont cependant signalées dans nombre
de cas ; on peut même dire, dans tous les cas de tabes ayant
une assez longue durée. Elles sont connues depuis les premiers travaux sur l'anatomie pathologique du tabes, et il est
inutile de citer les noms des auteurs qui les ont obser-
vées ; il est plus simple d'ajouter qu'elles manquent quel-
quefois, mais que cette intégrité absolue des racines postérieures n'a été notée que dans les cas de tabes dorsalis
au début (Pierret, Nonne, Raymond, Blocq et Onanoff).

La question du rôle joué par les altérations fréquentes
des racines postérieures dans la production des lésions
médullaires du tabes n'est pas nouvelle. Vulpian (1879)
n'était pas très éloigné d'admettre l'idée que la lésion des
cordons postérieurs était la conséquence de l'altération
des racines, et cela en se basant sur les expériences de
Waller.

Cette théorie fût de nouveau soutenue par Schultze (1),
Leyden (2) (1888), Déjerine (1889-1890-1892) : « Les lésions
des cordons postérieurs sont toujours proportionnelles à
celles des racines postérieures ; rien ne prouve que la
lésion médullaire du tabes soit primitive. L'anatomie
pathologique au contraire tend chaque jour à nous mon-
trer qu'elle est secondaire, et qu'elle est la conséquence
d'une altération primitive, d'une *névrite* des racines postérieures (3). »

(1) Schultze. *Archiv. fur psychiatrie und Nerven Krank*, 1883, tome XIV,
fasc. 2.
(2) Leyden. *Deustsche medicin. Wochenschrift*, 1888, n° 9.
(3) Déjerine. Anatomie pathologique du tabes dorsalis. *Semaine medicale*,
1892.

Redlich (1) fit à ce sujet des recherches anatomiques dans vingt cas de tabes ; il arriva également à conclure que la dégénérescence extra-médullaire des racines est ordinairement proportionnée aux modifications existant dans la moelle.

Ainsi donc, ces altérations radiculaires sont fréquentes pour ne pas dire constantes ; comment se produisent-elles ?

« Ici, il faut le reconnaître, nous ne savons rien de précis » (2).

Faut-il accepter pour cette portion extra-médullaire de la racine la possibilité d'une lésion primitive ? Ne trouve-t-on pas les mêmes arguments contre cette hypothèse que lorsqu'il a fallu expliquer la dégénération fasciculée postérieure primitive ? Et cependant, si cette possibilité ne peut être admise, si cette dégénération est secondaire, elle ne peut l'être qu'à une altération cellulaire.

On est donc encore amené par cette voie à reporter dans le centre trophique la lésion primordiale.

Dégénérescence des prolongements protoplasmiques. — Névrites périphériques. — En février 1882, M. Déjerine présentait à la société de Biologie un mémoire sur l'existence d'altérations des nerfs cutanés chez les ataxiques, et sur le rôle que jouent ces altérations dans la production det troubles de la sensibilité cutanée que l'on observe chez ces malades.

(1) Redlich. Die hinteren Wurzelu de Ruckenmarks und pathol. Anatomie des Tabes dorsalis. *Wien. Sahrb. f. Psych.* 1892.
(2) Déjerine. *Semaine médicale*, 1892.

La malade dont l'observation est relatée dans ce mémoire présentait un tabes sensitivo-moteur classique ; des troubles de la sensibilité existaient en outre sur les jambes et sur les cuisses. Les nerfs cutanées correspondant aux zones anesthésiées furent examinés, ils étaient le siège d'altérations extrêmement prononcées, comparables à celles des racines postérieures : gaines vides, extrêmement nombreuses, tubes sains en très petit nombre.

Depuis l'apparition de ce travail, plusieurs observateurs signalèrent les altérations des nerfs spinaux chez les tabétiques. Récemment, Krauss (1) communiquait les recherches anatomiques de 15 cas de tabes, dans la plupart desquels il trouva des nerfs périphériques dégénérés. Pour épreuve de contrôle, il examina les nerfs périphériques de malades non tabétiques morts dans le marasme, 8 fois il trouva des nerfs dégénérés, mais à des degrés beaucoup moindres.

Dans des travaux plus récents encore, Leyden (2) abandonnant son ancienne opinion, cherche dans les nerfs périphériques la cause initiale du tabes. « Il est, dit-il, beaucoup plus conforme à la conception médicale actuelle de chercher le point de départ du tabes dans la périphérie elle-même. Les terminaisons nerveuses périphériques étant soumises à divers agents nocifs, tels que

(1) Krauss. Beitrag zur patholog. Anatomie d. tabes dorsalis. *Arch. f. Psych.* p. 387. p. 704. 1891-92.

(2) Leyden. Nouvelles recherches sur l'anatomie pathologique du tabes. *Soc. de Psych. et de Neurolog.* de Berlin, 13 nov. 1893.

Leyden. Nouvelles recherches sur l'anatomie pathologique et la physiologie du tabes. *Zeitsch. f. Klin. Med.* xxv. 1894.

variation de température, humidité, traumatisme, rien n'est plus facile que de concevoir un processus dégénératif qui se propage progressivement le long des nerfs périphériques vers le centre. Le fait de l'existence de névrites périphériques dans le tabes s'étendant non seulement aux nerfs sensitifs, mais aussi aux nerfs moteurs donne un grand appui à cette hypothèse. La chronicité du processus, en soustrayant pendant longtemps. les cellules ganglionnaires aux excitations périphériques les met en état d'atrophie par inactivité, et partant, détruit cette barrière, d'ordinaire infranchissable qui arrête la marche des névrites périphériques. »

Comme preuves venant à l'appui de cette théorie, il faut citer les cas d'ataxie locomotrice progressive ayant succédé au traumatisme d'un membre, et dans lesquels les douleurs fulgurantes ainsi que les symptômes tabétiques ont débuté dans le membre antérieurement atteint. Spilmann et Parisot(1), Straus (2), Talamon (3), Petit (4), en rapportent plusieurs exemples. Hitzig (5) dans une étude critique des plus approfondie, a discuté cette action du traumatisme dans la pathogénie du tabes, il n'accepte pas la théorie de Leyden et conclut en disant que : le tabes, dans tous les cas où l'étiologie peut être exactement déter-

(1) SPILMANN ET PARISOT. Traumatisme périphérique et Tabes. *Revue de Méd.* 1888.

(2) STRAUS. Rapports du traumatisme périphérique et du Tabes. *Archives de Physiologie,* 1886.

(3) TALAMON. Des lésions du système nerveux central d'origine périphérique. *Revue de médecine, 1879.*

(4) PETIT. De l'ataxie locomotrice dans ses rapports avec le traumatisme. *Revue de médecine,* 1879.

(5) HITZIG. Ueber traumatische Tabes und die Pathogenese der Tabes im Allgemeinen. *Neurolog. Centralb.* sept. 1894.

minée, doit être considéré comme la suite d'une infection.
Lorsque le traumatisme ou le refroidissement a déterminé
véritablement la maladie sans intoxication antérieure, il
semble nécessaire d'admettre que ce traumatisme ou ce
refroidissement ont été les circonstances ayant permis
l'introduction d'un poison qui, par son action sur le
système nerveux, serait l'équivalent du poison syphilique.

G. Durante (6) dans sa très remarquable étude des dégénérescences secondaires du système nerveux, expose tous
les faits connus de tabes d'origine traumatique, rapporte
deux cas qui lui sont personnels et conclut ainsi : « N'est-
il pas très plausible d'admettre qu'à la suite de la rup-
ture ou de la mortification des extrémités nerveuses, il
s'est produit une *dégénérescence rétrograde, latente* au
point de vue symptomatique, mais s'étendant progressivement jusqu'aux ganglions spinaux ou jusqu'à la substance grise de la moelle. L'altération de ces centres
aurait alors déterminé secondairement une dégénérescence wallérienne des cordons postérieurs qui se manifeste par le syndrome tabes dont on peut suivre ultérieurement l'évolution clinique. »

G. Durante ajoute ensuite : « Nous n'entendons nulle-
ment prétendre que tous les tabes se développent exclusivement à la suite d'une lésion périphérique, mais que
certains cas seulement relèvent de cette origine, tandis
que d'autres peuvent apparaître secondairement à des
altérations ganglionnaires ou radiculaires. »

On ne saurait mieux dire.

(6) G. Durante. Des dégénérescences secondaires du système nerveux. *Thèse*,
Paris 1895.

G. Durante nous a indiqué ainsi un nouveau mode de dégénérescence du protoneurone centripète. Il est certain que dans la pathogénie du tabes, il faut tenir compte et de l'action des toxines sur le neurone entier, et de l'action d'une lésion traumatique portant sur une partie de ce neurone. On ne saurait trop répéter que la cellule nerveuse, ses prolongements protoplasmiques, son cylindraxe forment un tout unique, constituent une individualité anatomique, physiologique et histogénique. Une lésion quelconque portant sur une partie d'un neurone doit forcément agir sur le neurone entier, et ce fait n'est pas une simple hypothèse, il est démontré par les travaux les plus récents. (Marie et Marinesco, G. Ballet et Dutil, Marinesco, etc).

Mais cette digression sur l'action du traumatisme dans la pathogénie du tabes m'a entraîné loin du point de départ, c'est-à-dire des névrites périphériques de cause interne, signalées comme fréquentes dans le tabes dorsalis. L'observation relatée par M. Déjerine à la société de Biologie, en février 1882, est une des plus complètes, les altérations nerveuses y sont décrites d'une façon très explicites.

Or, ces altérations portent sur les nerfs sensitifs, c'est-à-dire sur les prolongements protoplasmiques de la cellule ganglionnaire. Etant données les tendances actuelles, il est donc très vraisemblable de supposer que ces névrites périphériques, loin d'être primitives, sont secondaires à une modification du centre trophique de la cellule.

On voit donc que par les lésions des prolongements protoplasmiques ou des véritables cylindraxes, on est amené en fin de compte à ne pas innocenter le corps cellulaire lui-même, à le considérer comme lésé tout au moins au même titre que ses prolongements.

Dégénérescence du corps cellulaire. — Lésions des ganglions spinaux. — Si l'existence de ces lésions était démontrée d'une façon indiscutable, il serait permis de croire que les discussions sur le processus anatomique du tabes, cesseraient immédiatement ; tous les auteurs les ont cherchées, et tous paraissent croire que là se trouve la solution du problème. Et de fait, ces altérations démontrées, et jugées primitives, tout s'explique : la dégénération des cylindraxes et des collatérales, la dégénération des prolongements protoplasmiques périphériques.

Ces altérations ganglionnaires existent-elles donc réellement ?

Plusieurs auteurs les ont signalées.

Bourdon et Luys (1) écrivaient en 1861 à propos d'un cas observé par eux : « tous les ganglions des racines postérieures de la région lombaire étaient augmentés de volume, et surtout d'une rougeur et d'une vascularité insolites. Leur consistance n'était pas diminuée, leur membrane d'enveloppe était notablement épaissie. A la coupe on reconnut des traces non équivoques d'anciennes poussées congectives. De plus, les corpuscules ganglionnaires étaient littéralement saupoudrés de granulations jaune-rougeâtre ; les uns étaient ratatinés, déchiquetés sur leurs bords ; d'autres, au contraire, étaient volumineux, pâles, décolorés. Ces lésions, limitées à des portions de gan-

(1) Bourdon et Luys. Etudes cliniques et histologiques sur l'ataxie locomotrice progressive. *Arch. gen. de méd.* nov. 1861.

glions ne sont présentées que dans les ganglions des racines lombaires ».

Il ne faudrait pas cependant s'exagérer la valeur de cette unique constatation, et conclure prématurément.

Cette question vient d'être reprise par Wollenberg (1), qui a pu examiner les ganglions spinaux de 14 tabétiques. Dans ces cas il a trouvé des lésions indubitables. Ces lésions portaient sur le tissu conjonctif, sur les vaisseaux, sur les éléments nerveux. Les cellules ganglionnaires étaient toujours moins altérées que les filets nerveux ; elles étaient cependant tantôt vacuolisées, tantôt pigmentées ; les troncs radiculaires étaient dégénérés depuis le ganglion jusqu'à la moelle ; les nerfs périphériques paraissaient normaux dès leur sortie du ganglion. Il faut ajouter toutefois que Wollenberg a insisté sur les altérations relativement minimes des cellules par rapport aux dégénérations des faisceaux nerveux ; il conclut donc que ces altérations ne sauraient être considérées comme étant le point de départ des lésions spinales du tabes.

Ces lésions cellulaires n'ont pas été retrouvées dans la majorité des cas ; Vulpian, Leyden, Déjerine, Oppenheim et Siermerling, Redlich ont toujours vu intactes les cellules ganglionnaires.

L'inconstance de ces altérations prouveraient donc leur peu d'action dans la pathogénie du tabes. Cela est vrai ; « mais ne peut-on pas admettre que lorsqu'il n'y a pas lésion matérielle et évidente de ces éléments, ils sont néanmoins malades et atteints d'un trouble dynamique ? » (2)

(1) Wollenberg. Untersuchungen uber d. Verhalten d. spinalganglien b·
d. Tabes dorsalis. *Arch. f. Psych. u. Nervenkrankh*, 1892, p. 313.
(2) Darier Babinski. *Gaz. hebd. de méd. et de chirurgie*, n° 5, pag. 53, 1892.

De plus, il faut ajouter que si le corps cellulaire présente des altérations plus minimes que celles qui siègent
sur ses ramifications, ce fait n'a rien de surprenant;
lorsque le neurone entier est souffrant, le corps cellulaire, plus vigoureux résiste davantage, du moins en
apparence. Il vit des excitations fonctionnelles qu'il
reçoit, et il ne faut pas oublier que ces excitations lui
viennent de deux sources : de ses prolongements protoplasmiques, des ramifications que lui envoie le système
nerveux sympathique (Ramon y Cajal). — La suppression
totale de ces excitations peut seule amener la dégénération
cellulaire complète; la diversité des voies d'arrivée rend
cette suppression totale presque impossible. Le corps cellulaire représente donc, en définitive, l'ultimum moriens
du neurone centripète.

Il est facile de comprendre dès lors, pourquoi les altérations des ganglions spinaux n'existent pas dans tous les
cas, et plus exactement pourquoi nos moyens actuels d'investigation ne nous permettent pas de les mettre en évidence. Mais tout démontre qu'elles existent.

Contre leur existence quelques auteurs ont fait des
objections ; la plus grave est celle formulée par M. Déjerine en 1892 : « S'il existait réellement des altérations primitives des ganglions spinaux dans le tabes, on ne voit
pas pourquoi la racine postérieure serait malade seulement
au dessus du ganglion et intacte au dessous de ce dernier.
A ce niveau, en effet, la racine reprend son volume,
sa coloration normale, ainsi que son intégrité histologique. Ce fait que les racines postérieures quelque
altérées qu'elles soient au dessus du ganglion sont tou-

jours intactes au dessous, ruine définitivement toutes les théories basées sur une altération primitive des ganglions spinaux » (1).

Cet argument est spécieux. L'embryologie, l'anatomie comparée, démontre que la cellule ganglionnaire est en réalité une cellule bipolaire, dont un prolongement représente le cylindre-axe, tandis que l'autre, plus gros, n'est qu'un prolongement protoplasmique. Ces deux prolongements sont donc deux organes différents, et rien n'empêche de croire qu'ils jouissent de propriétés différentes. Il est même absolument logique de penser que le prolongement protoplasmique, faisant en quelque sorte partie intégrante du corps cellulaire est plus vigoureux, plus résistant que le cylindraxe. La fragilité de ce dernier ne fait au contraire de doute pour personne, et sur ce point M. Déjerine ne me contradira pas.

Ainsi donc, tout porte à croire à l'existence de lésions cellulaires, structurales ou dynamiques ; et il n'existe aucune objection contre cette hypothèse. Si ces altérations sont loin d'être constamment retrouvées, ceci ne tient absolument qu'à l'insuffisance de nos connaissances concernant l'anatomie normale et pathologique du protoneurone centripète. Sans paraître téméraire, il est possible de prédire que les oscillations qui se sont produites dans l'étude de la pathologie du protoneurone centrifuge, renaîtront, identiques, dans l'étude de la pathologie du protoneurone centripète, lorsque l'étude anatomique de ce dernier sera parachevée.

---

(1) Déjerine. Anatomie pathologique du Tabes. *Semaine médicale.* 1892.

Résumé. — Les nombreux auteurs qui ont discuté sur l'origine du processus anatomique du tabes dorsalis ont placé tour à tour le point de départ des lésions dans les différentes parties du protoneurone centripète : collatérales, cylindraxe, prolongement protoplasmique, corps cellulaire. Ces discussions sont forcément inutiles. Il est préférable de considérer le protoneurone comme un tout continu, dont les membres sont étroitement solidaires entre eux.

Ainsi s'expliquent :

I° La localisation dans les collatérales et dans les terminaisons cylindraxiles des lésions du tabes incipiens.

II° La propagation de la dégénérescence dans le cylindraxe pendant l'évolution de la maladie.

III° La fréquence des névrites périphériques portant sur les rameaux sensitifs.

IV° Les altérations cellulaires qui sont évidemment très rares, le corps cellulaire étant le centre de résistance du neurone, et, par conséquent, son *ultimum moriens.*

Les tabes anciens et les tabes récents, mais à évolution rapide (obs. n° 1), offrent un tableau complet de ces lésions.

DÉGÉNÉRESCENCE DU PROTONEURONE OPTIQUE

« La névrite optique se rencontre dans 10 à 20 0/0 des cas de tabes ; et à cet égard il convient de remarquer qu'elle ne constitue pas un accident tardif appartenant, comme on pourrait le supposer, aux périodes avancées de la maladie. Tout au contraire, la névrite optique est une manifestation précoce et, à de rares exceptions près, on peut affirmer que lorsqu'un tabétique dont l'affection dure depuis plus de 3 ans, n'en a pas encore été atteint, il a toutes les chances pour y échapper à jamais. A ce propos, plusieurs auteurs ont fait cette remarque, c'est qu'il est rare de constater l'existence de la névrite optique chez les tabétiques qui présentent une incoordination marquée. On est parti de là pour admettre que ces deux phénomènes s'excluaient mutuellement. Il est beaucoup plus probable qu'il faut voir dans le manque de concomitance de la névrite optique avec l'incoordination, la preuve que l'une et l'autre correspondent à des processus tabétiques dont la localisation est différente ; de telle sorte, que la première répondrait surtout à un tabes supérieur, tandis que la seconde ne se produit que lorsque les régions inférieures de l'axe médullaire sont atteintes (1). »

Il est important de spécifier que la névrite optique peut survenir comme manifestation précoce du tabes. Ce fait a été nettement établi par Charcot, qui a constaté que bon nombre de femmes admises à la Salpétrière comme amaurotiques, et chez lesquelles on ne découvre rien autre qu'une atrophie de la papille, présentent à une époque plus ou moins éloignée de leur admission des signes indubitables de tabes dorsalis.

Faut-il conclure de ce que cette névrite optique peut exister comme unique symptôme qu'il s'agit d'une affection autre que le tabes, c'est-à-dire de nature différente ?

C'est mettre en question la véritable nature de la dégénérescence optique.

(1) MARIE, *Traité de médecine*, tome VI, page 390.

Cette dégénérescence est bien étudiée et bien connue dans ses caractères anatomo-pathologiques ; mais le point de départ de ces lésions est encore le sujet de nombreuses controverses.

En 1882, Poncet(1) décrivit l'état des nerfs optiques et de la rétine dans un cas de cécité remontant à 10 ans, chez un ataxique.

Voici le résumé de sa communication à la Société de Biologie : Disparition complète des fibres du nerf optique, il n'existe plus trace de myéline ni de cylindraxe ; vers les parties antérieures, sclérose manifeste ; vers les parties postérieures, pas de sclérose, mais nombreuses vacuoles. Dans la *rétine*, les fibres propres du nerf optique n'existent plus, non plus que les cellules ganglionnaires ; les deux parties sont remplacées par des vacuoles entre les fibres de soutien. Le plexus central (Ranvier) ou *couche granuleuse interne est dissocié par des vésicules d'œdème et de dégénérescence*. La couche des grains internes (cellules unipolaires et bipolaires de Ranvier) est absolument saine. Le plexus basal, très net, est sain. La couche des grains externes (cellules visuelles de Ranvier) est parfaitement nette. Enfin, les cônes sont conservés. »

De cette étude, Poncet tire la conclusion suivante : Dans la cécité ataxique, l'altération, loin d'être périphérique, laisse intactes les parties externes de l'appareil sensoriel.

La cécité paraît donc être due à une affection nerveuse centrale.

(1) Poncet. Etat des nerfs optiques et de la rétine dans un cas de cécité remontant à 10 ans, chez un ataxique. *Mémoires de la Société de Biologie*, 1882, page 117.

Cette opinion n'est plus vraisemblable, et l'origine périphérique de la névrite optique est affirmée par tous les auteurs.

L'étude de l'anatomie seule suffirait à démontrer la réalité de cette assertion, le nerf optique est en effet constitué par les cylindraxes des cellules ganglionnaires de la rétine ; il relève donc de ces cellules seules.

La clinique en fournit également une preuve évidente.

En règle générale, la réduction progressive de la vision s'opère sans que le champ visuel se rétrécisse au début, et sans qu'un scotome central se forme. La vue tombe très bas sans que la périphérie du champ visuel présente des encoches et sans qu'il s'y montre des lacunes.

Ceci indique qu'il y a affaiblissement total du système nerveux récepteur, mais sans aucun foyer de dégénérescence dans le nerf.

Puis le champ visuel se réduit ensuite concentriquement.

« Il est absolument exceptionnel de rencontrer dans l'atrophie tabétique des abolitions par secteur du champ visuel, des hémianopies ou des scotomes centraux absolus ainsi que de véritables lacunes dans l'étendue de ce champ. » (1)

Or l'on sait que les fibres qui se distribuent à la périphérie de la rétine constituent la partie centrale du nerf optique. Il est donc impossible d'admettre l'élection toute particulière du processus morbide pour ce groupe, si l'on n'envisage pas, là encore, le neurone dans sa totalité ; et

(1) De Wecker. Traité d'ophtalmologie. Tome IV, page 534.

si l'on ne place pas le siège de la lésion, non pas dans le cylindre-axe, mais dans la cellule elle-même, on peut comprendre ainsi une même dégénérescence pour toute une série de neurones jouissant des mêmes conditions de vascularisation et de protection. Ce fait vient donc également à l'appui de l'origine périphérique de la névrite optique.

Un second symptôme également caractéristique, est la disparition de la vision pour les couleurs, qui s'opère d'une manière progressive et avec une sorte de méthode.

En règle générale, la sensation pour le vert est abolie la première, après que le champ visuel pour cette couleur s'est notablement rétréci. La disparation pour le rouge a ensuite lieu de la même façon. En dernier disparaissent le jaune et le bleu. (1)

Ces hypothèses, auxquelles conduit la clinique, sont confirmées par les examens anatomo-pathologiques les plus récents.

En 1893. Popoff (2) rapporte l'observation suivie d'autopsie d'un homme de 45 ans, tabétique, avec amaurose complète double. L'examen méthodique du chiasma, des bandelettes et nerfs optiques, permit de conclure que les lésions des nerfs optiques dans le tabes débutent par la périphérie pour s'étendre graduellement vers le centre.

Plus récemment encore, Moxter (3) relate l'observation d'une malade atteinte de tabes dorsalis avec atrophie des nerfs optiques ; voici le résumé de l'examen du nerf opti-

(1) De Wecker. *Traité d'ophtalmologie.*
(2) Popoff, *Journal neurologique de Kazan,* nº 1, 1893.
(3) Moxter. Béïtrage zur auffassung der Tabes als Neuronerkrankung. *Zeitschrift. f. Kl. med.,* 1896, page 334.

que et de la rétine : la raréfaction des cellules de la couche ganglionnaire est considérable ; la couche des fibres nerveuses fait complètement défaut. Dans la papille, on trouve encore quelques fibres, de même qu'au centre de la coupe transversale du nerf optique, dans le chiasma et les bandelettes optiques. Au bord postérieur du chiasma et externe des bandelettes, les fibres sont un peu plus abondantes. Les altérations peuvent être poursuivies jusqu'aux centres optiques dont les cellules sont intactes.

Les segments centraux du nerf sont moins atteints que sa périphérie ; le processus atrophique doit donc partir de la rétine.

Ainsi donc, l'accord tend à se faire parmi les différents auteurs ; la névrite optique reconnaît pour cause une altération rétinienne. Quelle est donc la nature de cette altération ?

Il faut ici mentionner, pour mémoire, la théorie émise par Berger (1) en 1890 ; après avoir démontré l'origine rétinienne de la dégénérescence, l'auteur conclut en disant « que l'on est obligé d'admettre que ce sont des troubles vasculaires qui occasionnent les troubles fonctionnels de la rétine. Vraisemblablement, certaines parties des vaisseaux rétiniens se sont rétrécies dans la région périphérique de la rétine. »

Plus loin Berger ajoute : « Ces altérations vasculaires ont été peu remarquées ; quelques auteurs leur attribuent pour cause, l'obstacle mécanique que forme la lame criblée

---

(1) BERGER. Les troubles oculaires du tabes dorsalis. *Revue de medecine*, 1890, page 227.

qui empêche l'entrée du sang dans les artères et le refoule dans les veines. Pour ma part, je l'attribue à des altérations se produisant dans les parois vasculaires, puisque le diamètre des vaisseaux est changé avant que la lame criblée s'épaississe. »

Cette explication ne paraît pas avoir satisfait les différents auteurs qui se sont occupés depuis de la question ; elle est passible de deux objections : 1º ces altérations ne sont pas constantes, ou du moins elles sont assez faibles pour avoir passé inaperçues ; 2º elles peuvent, au contraire, exister sans amener de dégénérescence nerveuse analogue à la névrite optique.

Y a-t-il d'autres lésions qui puissent rendre compte des symptômes observés ?

En 1882, Brodeur (1) signale dans un cas une altération profonde des cellules des cônes et batonnets : ces éléments n'étaient plus reconnaissables que par la situation qu'ils occupaient.

Moxter rapporte dans l'observation qu'il vient de publier, l'absence des cônes et des batonnets.

Mais ces lésions ne sont pas constantes ; elles manquent par exemple dans le cas de Poncet.

Il est regrettable que dans aucune des observations récentes ne se trouve signalé l'état des cellules bipolaires ; il faut, pour se faire une opinion sur les lésions qui peuvent les atteindre, reprendre l'observation de Poncet, d'ailleurs une des mieux étudiées qui existe sur ce sujet.

(1) Brodeur. Ataxie locomotrice progressive, amaurose complète, examen nécroscopique et microscopique. *Société anatomique,* 7 avril 1882.

7

Il est un point sur lequel Poncet ne parait pas avoir attaché une importance suffisante ; il ne fait que signaler, sans l'expliquer, la dissociation de la couche granuleuse interne par des vésicules d'œdème et de dégénérescence. Or à quoi correspond cette couche granuleuse interne dans la nomenclature adoptée par cet auteur ?

Pour répondre d'une façon certaine à cette question il suffit de lire l'énumération des couches plus superficielles : I. couche des grains internes (cellules unipolaires et bipolaires de Ranvier. — II. Plexus basal. — III. couche des grains externes (cellules visuelles de Ranvier). — IV cônes et batonnets.

Cette lecture suffit pour affirmer que cette couche granuleuse interne de Poncet répond exactement à la couche formée par l'entrecroissement des cylindraxes des cellules bipolaires, c'est-à-dire des protoneurones optiques. Ceci ne peut faire aucun doute ; mais il était important de le préciser d'une façon exacte, surtout à cause de la confusion plus apparente que réelle qui existe dans les différentes nomenclatures.

Voici donc un fait bien établi par cette observation. La lésion la plus superficielle de la rétine est la dégénérescence des cylindraxes des protoneurones centripètes.

Cette constatation rappelle immédiatement la communauté d'origine qui existe entre le protoneurone centripète spinal et le protoneurone optique : ce sont deux neurones homologues. Il est donc naturel de les voir dégénérer sous les mêmes influences, de la même façon, et le plus souvent ensemble.

Les troubles oculaires du tabes sont donc la traduction
clinique de la dégénérescence du protoneurone optique ;
absolument comme les symptômes médullaires sont sous
la dépendance de lésions du protoneurone centripète
spinal.

Cette dégénérescence du protoneurone optique explique
la symptomatologie. Au début, toutes les cellules bipolaires sont atteintes au même degré, d'où affaiblissement
progressif de la vision. Puis les cellules de la périphérie
succombent les premières : rétrécissement du champ
visuel, augmentant peu à peu, parallèlement à la marche
des lésions, et ayant comme aboutissant l'amaurose complète.

Lorsque ces cellules bipolaires viennent à manquer, les
cellules ganglionnaires de la couche profonde de la rétine,
homologues des cellules de l'axe gris, ne reçoivent plus
l'excitation fonctionnelle et vitale, elles s'atrophient et
avec elles le nerf optique. Ces lésions, les plus ultimes,
ne peuvent exister que lorsque le tabes dorsalis évolue
depuis un certain temps ; elles sont analogues aux atrophies des cellules de la substance grise des cornes postérieures, avec dégénérescence des portions attenantes des
cordons latéraux, atrophie et dégénérescence qui sont de
règle à une période avancée de la maladie.

Cette explication, qui a le tort évidemment de n'être
basée que sur une seule observation, est cependant très
plausible. Elle concorde parfaitement avec les données
anatomiques, embryologiques, et tératologiques ; elle rend
compte des phénomènes anatomo-pathologiques, et des
symptômes. De plus, cette formule : amaurose tabé-

tique = dégénérescence du protoneurone optique, corrobore pleinement la formule précédemment établie : symptômes médullaires tabétiques = dégénérescence du protoneurone centripète radiculaire spinal.

DÉGÉNÉRESCENCE DU PROTONEURONE ACOUSTIQUE

« On considère généralement l'oreille comme étant avant tout, l'organe de l'ouïe. L'audition est certainement la plus consciente des fonctions auriculaires, mais c'est aussi la plus récemment acquise. L'immense majorité des êtres pourvus d'oreilles ou d'appareils analogues n'entend pas.

« Tous les appareils pré-auriculaires et auriculaires, depuis les organes en massue des méduses, les balanciers des Diptères, les otocystes de la plus grande partie des êtres organisés, jusqu'aux formations labyrinthiques des vertébrés, en passant par l'organe central du Cténophore et les organes latéraux des Vertébrés inférieurs, tous ont, sans exception, une double appropriation. Ils servent, d'une part, à renseigner l'animal sur les attitudes, c'est-à-dire les mouvements passifs ou actifs du segment qui porte l'appareil de signification auriculaire. C'est cette première et universelle fonction que nous avons appelée *orientation subjective directe*. Ils le renseignent, d'autre part, sur la pression et les variations de pression du milieu qui les baignent. L'audition, qui est la plus récente, la plus consciente et la moins générale des fonctions auriculaires, n'est que la perception des variations extrêmement légères et rapides de la pression ambiante, dues à la propagation d'ondes alternativement dilatantes et condensantes » (1).

Ces deux grandes fonctions des papilles labyrinthiques sont également atteintes dans le tabes. Les modifications de l'ouïe sont fréquentes, les troubles de l'orientation subjective directe sont la règle.

Il est vrai de dire que la recherche de troubles de l'ouïe dans les cas de tabes dorsalis est négligée dans la plupart des observations. M. le Professeur Fournier insiste cependant sur la fréquence relativement grande de ces troubles auditifs dans la période préataxique. Ils consistent, soit en la perception de bruits insolites, soit dans une dureté de l'ouie revêtant certains caractères spécifiques.

Quant aux troubles de l'orientation subjective directe ils entrent pour une grande part dans le mécanisme du signe de Romberg.

« Trois grandes sources d'informations périphériques forment le système d'investigation sur lequel est étayée l'équilibration consciente ou inconsciente. C'est d'abord *la vue*, qui nous montre les objets variant de distribution perspective à chaque déplacement de la tête. Dans la recherche du signe de Romberg, la vue est supprimée. Il reste l'*orientation subjective directe*, qui fournit les images d'attitude du segment céphalique et par suite, celles du corps entier quand il observe une certaine rigidité; et d'autre part, le sens des attitudes segmentaires du reste du corps, tronc et membres, que l'on a souvent appelé sens

(1) P. BONNIER. Le nerf labyrinthique. *Nouvelle iconographie de la Salpétrière* ; et *Archives internationales de laryngologie, de rhinologie et d'otologie.* 1895, n° 5, page 288.

musculaire. Ces attitudes segmentaires sont relevées par la tactilité péri-articulaire et tégumentaire, en tant que localisation tactile.

« L'*orientation vestibulaire* exige l'intégrité des conducteurs et noyaux des nerfs ampullaires ; le sens des attitudes segmentaires dépend de celle des cordons postérieurs de la moelle et des noyaux correspondants. Suivant que l'un ou l'autre, ou l'un et l'autre de ces appareils d'orientation segmentaire se trouve lésé, irrité, faussé ou supprimé, le signe de Romberg prend des caractères différents.

« L'ataxique, dont les cordons postérieurs sont atteints et dont le nerf vestibulaire est sauf, sent parfaitement les oscillations autour de la verticale, et cherche à rectifier l'attitude aussitôt qu'elle varie. Mais il cherche les mouvements de ses jambes, comme l'aphasique cherche l'articulation de ses mots. Il ne sait où les prendre ; ses gestes incohérents trahissent l'incoordination motrice due non à un trouble de motricité, mais à des erreurs d'appropriation qui, elles, sont dues à l'absence ou à la viciation des images d'attitudes segmentaires. Si l'on a pu dire plaisamment d'un boiteux « qu'il louchait un peu d'une jambe », nous dirons de notre ataxique qu'il bégaie des deux. Il jette ses jambes à la rencontre des attitudes segmentaires que son labyrinthe intact lui révèlera comme pouvant réaliser son équilibration générale. D'autre part, l'ataxique dont le nerf labyrinthique est en plus étranglé de sclérose, tombe sans même s'en douter. C'est le signe de Romberg complet. Le malade n'a pas le besoin de rectifier une attitude qu'il n'a même pas sentie se fausser. »

Cette étude des troubles des fonctions du nerf labyrinthique, étude prise entièrement dans l'œuvre de P. Bonnier, indique que dans la période préataxique du tabes, alors qu'il ne peut encore être question de symptômes attribuables au domaine des autres racines postérieures, médullaires et inférieures, il y a parfois longtemps que l'appareil labyrinthique, et surtout la grosse racine bulbaire postérieure qui en forme le nerf, souffre dans son ganglion aux cellules bipolaires ou dans les prolongements périphériques ou centraux de celles-ci.

En l'absence d'examen anatomo-pathologique complet, la constatation de ces différents troubles apportés dans les fonctions du nerf labyrinthique justifie donc suffisamment cette phrase de P. Bonnier. « Le nerf labyrinthique, en sa qualité de racine postérieure la plus active et la plus grosse de toutes, sera la victime de choix guettée par le tabes (1). »

DÉGÉNÉRESCENCE DES PROTONEURONES OLFACTIF ET GUSTATIF

On a cité quelques exemples de troubles des sens du goût et de l'odorat ; on les dit très rares. Il serait peut être plus vrai d'avouer qu'ils ne sont jamais recherchés.

Ils existent cependant d'une façon certaine, et quelques-uns sont signalés dans le livre de M. le professeur Raymond sur les scléroses systématiques de la moelle. Qu'il

(1) Dans une thèse récente sur les troubles auditifs dans le tabes, Collet (de Lyon) apprend que, sur 51 tabétiques examinés, 49 ont présenté des troubles auditifs plus ou moins marqués ; il est vrai que plusieurs de ces troubles reconnaissaient pour cause une lésion de l'oreille moyenne.

me suffise d'attirer sur eux l'attention ; il est du reste impossible d'en faire actuellement l'étude complète.

DÉGÉNÉRESCENCE DU PROTONEURONE CENTRIPÈTE AFFECTÉ AU SENS MUSCULAIRE

A côté de l'étude de la dégénérescence des protoneurones de sensibilité spéciale, il faut placer l'étude d'un
neurone dont la fonction a été très discutée. Ch. Bell a
donné le nom de sens musculaire à la conscience que nous
avons de l'action des muscles, au moment où ils produisent un mouvement. Gerdy a proposé d'appeler cette conscience de l'effort, sentiment d'activité musculaire, et
O. Landry, en 1855, a écrit un mémoire sur la paralysie du
sentiment d'activité musculaire.

Il serait oiseux de rapporter ici les controverses que
souleva la question de l'existence de ce sens musculaire.
L'absence de définition précise favorisa ces discussions.

Le sens musculaire est un mode de sensibilité qui ne
peut être éveillé que par des contractions voulues. Cette
définition indique la différence profonde qui existe entre
le sens musculaire et ce que l'on confond souvent avec lui :
c'est-à-dire la notion de position des membres. Lorsqu'un
malade égare ses jambes dans son lit, lorsqu'il ignore les
attitudes qu'on lui fait prendre, il n'a pas perdu le sens
musculaire, mais seulement la sensibilité tactile profonde.
« Lorsque les rapports de contact changent entre les différentes parties des tissus sous-cutanés, nous en sommes
avertis par les frottements des membranes les unes sur les

autres. Le tissu conjonctif, comme les synoviales, comme les tendons, comme les ligaments, a ses nerfs de sensibilité générale à lui propres, et personne aujourd'hui ne conteste le rôle de nerfs sensibles à ces conducteurs nerveux, d'autant que l'anatomie microscopique est parvenue à en découvrir les corpuscules terminaux (1). »

L'existence du sens musculaire, en tant que sens spécial est démontré par de nombreuses preuves physiologiques que M. Brissaud a accumulées dans une leçon faite à la Salpétrière en décembre 1893. Le sens musculaire est celui qui nous informe de la valeur quantitative de la résistance vaincue ; il règle notre dépense de contraction, il évalue exactement le poids des objets, etc. D'ailleurs, la contraction musculaire poussée à l'extrême est douloureuse. La fibre striée a donc sa sensibilité propre, une sensibilité dont les crampes donnent une idée assez juste.

L'existence du sens musculaire reçoit encore une confirmation par certains faits pathologiques. « Dans l'état normal, une contraction musculaire doit à tout moment avertir nos centres de perception que la fibre s'est déjà raccourcie de telle ou telle quantité. Un ataxique sait parfaitement que pour lever la jambe, il lui faut mettre en action le muscle triceps, dont il ignore d'ailleurs l'existence. Mais il ne sait plus, au fur et à mesure que la contraction se produit, qu'elle correspond à tel ou tel raccourcissement. Il a donné l'impulsion au muscle et le muscle a dépassé le but. Il regarde très attentivement le but qu'il veut atteindre ; il cherche à corriger les fautes de direction

____

(1) BRISSAUD. Sur l'abolition du sens musculaire et sur le signe de Romberg. *Leçons sur les maladies nerveuses* (Salpétrière, 1893-1894), page 275.

de son membre, et chaque tentative de correction devient l'occasion d'un nouveau mouvement illogique. » (1)

D'autres symptômes : Le dérobement des jambes, l'impossibilité de la station dans la demi-génuflexion, l'incoordination elle-même, démontrent la perte chez les ataxiques de la notion de contraction de leurs muscles, la perte du sens musculaire.

L'existence de ce sens musculaire est ainsi prouvée par la physiologie, par la pathologie. L'anatomie n'a cependant pas encore isolé le trajet nerveux suivi par ces sensations ; et l'on serait encore réduit aux conjectures, n'était le cas si instructif de monstre anencéphale rapporté par V. Leonova. (2) Il est nécessaire de rappeler à ce propos qu'il existait sur ce fœtus, chez qui le protoneurone centripète seul était développé, de nombreux nerfs musculaires.« Ces nerfs provenaient des ganglions spinaux, puis après un trajet variable suivant la région, s'enfonçaient dans les muscles. Les fibres nerveuses se terminaient dans la substance musculaire par une sorte de boule, de renflement en massue, lisse et homogène, contrastant ainsi avec les terminaisons des nerfs moteurs qui se font par de véritables ramifications. Il y a tout lieu de croire qu'il s'agit là de nerfs musculaires sensibles. »

Quel est ensuite le trajet de ces fibres nerveuses chargées de transmettre le sens musculaire ? Sur ce point, il est impossible de répondre avec précision. Il est certain que ces fibres pénètrent dans la moelle par les racines pos-

(1) BRISSAUD. Sur l'abolition du sens musculaire et sur le signe de Romberg. *Leçons sur les maladies nerveuses.* Salpétrière (1893-94) page 278.
(2) Voir page 64.

térieures, mais on ne peut être plus précis. Bechterew a essayé de localiser dans le groupe interne des racines postérieures la conduction des impressions du sens musculaire, et dans le groupe externe les impressions cutanées sensitives ; mais cette attribution physiologique est encore bien hypothétique. Toujours est-il, qu'il est certain que ce système de fibres se réunit dans le cordon postérieur au système affecté à la sensibilité générale. Ces deux systèmes ont des aptitudes morbides identiques ; et dans l'immense majorité des cas, ils sont envahis également, mais d'une façon successive, par la dégénérescence ; leurs lésions se traduisent alors cliniquement par la forme commune ou sensitivo-motrice du tabes dorsalis.

Mais cette dégénérescence peut frapper exclusivement l'un ou l'autre de ces systèmes, et produire ainsi, soit le tabes sensitif pur, soit le tabes moteur pur (Observations I et II). « Il ne faudrait pas voir dans cette division autre chose qu'un schéma didactique, attendu que le tabes sensitif et le tabes moteur sont, en fait, des exceptions. Mais les exceptions, en telle matière ne sont point à dédaigner ; de même que la tératologie peut rendre d'immenses services à l'anatomie normale, de même les maladies atypiques, et, si l'on peut dire ainsi, monstrueuses, peuvent nous fournir de précieuses indications sur la nature et l'évolution des cas vulgaires (1). »

(1) Brissaud. Arthropathies tabétiques et troubles de la sensibilité. *Leçons sur les maladies nerveuses,* page 302.

CHAPITRE V

PHÉNOMÈNES PARALYTIQUES

Comme corollaire à cette étude des dégénérescences des protoneurones sensitifs, il est nécessaire de s'expliquer sur les quelques troubles moteurs, dont la fréquence dans le tabes est connue (paralysies précoces des nerfs craniens, plus tardives des nerfs moteurs rachidiens).

Ces paralysies présentent des caractères cliniques tels, qu'elles sont absolument spéciales : elles ne sont pas permanentes, tant s'en faut ; la plupart ne durent que quelques jours ou quelques semaines ; rarement elles sont très accusées ; ce sont plutôt des parésies que des paralysies. Ces paralysies sont partielles, parcellaires même (Fournier) ; elles s'installent brusquement, et guérissent spontanément.

Tous ces caractères font donc des paralysies du tabes un groupe à part, qui doit reconnaître une pathogénie toute particulière. Pour comprendre cette pathogénie, il faut partir de faits certains pouvant étayer solidement l'hypothèse nécessaire à l'intelligence des symptomes.

Quelques mots sont nécessaires sur le *tonus musculaire*. « Le tonus est cet état qui n'est ni la contraction proprement dite, ni le relâchement complet du sommeil chloro-

formique, mais un état intermédiaire permanent et équivalent à une véritable fonction. Le tonus est, si je puis
ainsi dire, un état de *sous-contraction*, qui tient à une
excitation périphérique. Le tonus normal, en somme, n'est
pas autre chose qu'un acte réflexe permanent (1) ».

L'activité de l'élément nerveux qui commande au muscle
est donc déterminée par l'excitation périphérique ; que
cette excitation varie, la contraction musculaire changera.
Si l'excitation dépasse les limites physiologiques, une con-
tracture, passagère ou permanente suivant la durée de
l'excitation, en sera la résultante. Si au contraire l'excitation normale vient à disparaître, la paralysie surviendra.
C'est ainsi que les choses se passent dans le tabes. Les
prolongements protoplasmiques des neurones moteurs
vont recueillir les excitations que leur transmettent les
terminaisons des cylindre-axes et des collatérales des neurones sensitifs. Le neurone moteur périphérique reçoit
en outre les excitations d'un autre genre que lui transmet
le neurone moteur central. L'état physiologique est constitué par l'équilibre constant qui existe entre ces diverses
excitations.

Qu'un trouble survienne, que le collapsus d'un protoneurone centripète vienne à se produire, la somme totale
d'excitation nécessaire fait défaut au neurone musculaire
correspondant, une paralysie se produit. Pourquoi cette
paralysie n'est-elle pas permanente ?

Grâce aux divisions des cylindre-axes, aux collatérales,
les neurones moteurs recueillent de nombreux neurones

____

(1) Brissaud. Nature et pathogénie de la maladie de Parkinson. *Leçons sur
les maladies nerveuses,* Salpétrière 1893-1894, page 498.

leur excitation fonctionnelle. Ce fait éveille immédiatement une comparaison, grossière il est vrai, mais qui rend
parfaitement compte des phénomènes à expliquer : Une
région anatomique reçoit sa circulation nutritive de plusieurs sources à la fois ; qu'une ligature soit jetée sur un tronc
artériel, la circulation bouleversée dès le début, se rétablit peu à peu par les voies collatérales, jusqu'à ce que la
région ait repris sa physiologie normale.

Il en est de même pour l'influx nerveux ; le courant
troublé dès le début par la disparition d'un neurone, se
rétablit peu à peu par les voies collatérales, et dès lors
cessent les phénomènes paralytiques.

Cette hypothèse rend compte de la guérison des paralysies tabétiques, guérison rapide au début de l'affection,
alors qu'un nombre très restreint de neurones sont touchés,
guérison plus longue à survenir dans les périodes avancées.

Cette hypothèse est d'ailleurs confirmée par l'examen
approfondi des paralysies oculaires.

Il faut se rappeler, pour les comprendre, qu'après la
rétine elle-même, c'est le labyrinthe et particulièrement
l'appareil ampullaire qui commande aux appropriations
oculo-motrices.

On connaît les rapports qui existent entre l'appareil
ampullaire périphérique et nucléaire avec le centre de
l'abduction oculo-motrice du même côté. Ce dernier est à
son tour associé dans son fonctionnement aux autres
centres oculo-moteurs de la quatrième et de la troisième
paire.

C'est donc sur un substratum anatomique très suffisamment défini que P. Bonnier a pu établir d'abord l'interprétation de certains faits expérimentaux puis un grand nombre d'observations cliniques (1).

Divers troubles se produisent à la suite de lésions de l'appareil labyrinthique : les phénomènes les plus fréquents sont le nystagmus, et le strabisme divergent. Il est vrai que dans les cas cités par P. Bonnier il s'agit d'irritation ampullaire. « Le nystagmus est un mouvement spasmodique, non pas de deux muscles antagonistes alternativement contractés, mais d'un seul muscle, généralement l'abducteur du côté de l'oreille sollicitée. » Ce nystagmus reconnaît donc la même explication que le strabisme divergent : tous deux résultent de l'irritation réflexe du centre de l'abduction oculo-motrice.

Il est fort probable que les choses ne se passent pas exactement ainsi dans le tabes. Il ne s'agit pas en effet dans ce cas d'irritation, mais plus vraisemblablement d'insuffisance d'excitation.

Mais il faut savoir que ce n'est pas toujours et forcément le centre de l'abduction oculo-motrice qui est atteint. Il existe plusieurs exemples d'enjambement internucléaire « dans un cas P. Bonnier vit une irritation labyrinthique, sans symptômes du côté des noyaux ampullaires eux-mêmes, sans trouble de la sixième paire, ni de la quatrième, enjamber dans son irradiation la série des noyaux de la troisième paire et épuiser tout son effort sur le plus élevé de ces noyaux, celui de l'accommodation à la distance, et le paralyser. »

(1) P. Bonnier. Connexions ampullo-oculo-motrices. *Revue neurologique*, année 1895, page 675.

Ces faits appuyés sur la connaissance de l'anatomie normale, sur des expériences physiologiques, et sur des faits cliniques expliquent donc, les diplopies passagères, le nystagmus précoce, qui inaugurent souvent le tabes.

Atrophies musculaires. — L'association de l'atrophie musculaire au tabes dorsalis a été vérifiée par de nombreux observateurs. M. Dejerine en fit une étude complète en 1889 (1).

Il est relativement facile d'interpréter cette atrophie musculaire, qui ne s'observe en somme qu'à titre de complication plutôt que comme symptôme de la maladie.

Elle est absolument comparable à l'amyotrophie qui s'observe chez les hémiplégiques dans le côté paralysé. Or les observations où sont rapportées ces amyotrophies se divisent en trois groupes : « L'un d'eux comprend les cas observés par Charcot et plusieurs de ses élèves, cas dans lesquels on a constaté une destruction plus ou moins accusée des cornes antérieures de la moelle dans les régions qui correspondent aux muscles atrophiés. Au deuxième groupe appartiennent les observations qui sont spécifiées par l'intégrité apparente des cornes antérieures et des nerfs. Enfin le troisième groupe est constitué par les cas dont on doit la connaissance à M. Déjerine, dans lesquels les cornes antérieures de la moelle étaient en parfait état, tandis qu'il existait une altération périphérique des nerfs correspondant aux muscles atrophiés. Ces trois groupes font évidemment partie d'une même série caractérisée par des lésions plus ou moins accusées de l'appareil

---

(1) DÉJERINE. Sur l'atrophie musculaire des ataxiques. *Revue de médecine* 1889.

neuro-musculaire, et appréciables, soit dans la totalité de cet appareil, soit à la périphérie seulement, quoique sa partie centrale constitue toujours le siège primitif du désordre. » (I).

Les amyotrophies chez les hémiplégiques prouvent que le neurone moteur périphérique ne reçoit pas une excitation fonctionnelle et vitale suffisante ; il est privé des incitations apportées de l'écorce cérébrale par le neurone moteur central. Les excitations réflexes fournies par le protoneurone centripète ne lui suffisent pas, il s'atrophie.

Au contraire chez les ataxiques le neurone ne reçoit plus que les incitations du neurone central, les excitations réflexes du protoneurone centripète lui font défaut, il meurt également.

La conclusion qui découle de ce rapprochement tend donc encore une fois à prouver : que l'équilibre des excitations reçues par un neurone est nécessaire à sa vitalité. L'axiome : le *neurone vit de sa fonction*, reçoit ainsi une nouvelle confirmation.

(I) Babinski. Traité de médecine, tome IV, page 689.

OBSERVATIONS

Observation I (personnelle).

Tabes dorsalis, datant de 13 mois. Incoordination motrice considérable — Aucun phénomène douloureux. Autres signes de tabes. Arthropathie tuberculeuse du genou gauche. Tuberculose pulmonaire — Mort — Résultats de l'autopsie.

Examen clinique. — Le nommé Jean G...., trente-six ans, bijoutier, entre le 21 janvier 1895 salle Damaschino n°3, dans le service de M. Brissaud à l'hôpital St-Antoine. |

Antécédents héréditaires. Père mort à 64 ans, cardiaque. Mère actuellement bien portante, 72 ans, 2 sœurs également bien portantes, l'une est âgée de 46 ans et serait un peu extravagante.

Antécédents personnels. Réformé pour cause de faiblesse; G*** tousse facilement, il n'a jamais eu d'hémoptysies.

G*** accuse plusieurs blennorrhagies mais nie absolument la syphilis; il est marié depuis 3 ans, a une petite fille de 2 ans; sa femme n'a jamais fait de fausse couche.

Début de la maladie. — Le début de la maladie actuelle paraît remonter au mois d'avril 1894. Le premier symptôme fut un engourdissement que G*** attribua à l'habitude qu'il avait de travailler les jambes croisées. Quelques semaines plus tard il remarqua que sa jambe faiblissait parfois et même lorsqu'il montait un escalier il lui arriva de sentir sa jambe se dérober brusquement sous lui. En même temps il s'aperçut qu'il marchait avec moins d'assurance dans l'obscurité.

Pendant les mois suivants, la marche devint de plus en plus difficile; en septembre G... ne pouvait se rendre seul à son atelier, il était obligé de se faire soutenir jusqu'à l'omnibus.

Il se décide alors à entrer à l'hôpital et est admis à la Charité dans le service de M. le Professeur Potain. Il se rappelle qu'à cette époque ses réflexes rotuliens étaient déjà supprimés.

G... reste jusqu'au 19 décembre à l'hôpital. Dans les premiers jours de janvier il constate que sa jambe est amaigrie et que ses muscles ont perdu leur vigneur. Une fois il se baisse pour voir s'il pourrait facilement se relever, il entend un petit craquement dans son genou; quelques jours après cette articulation augmente de volume; il éprouve de petites douleurs très légères et seulement à l'occasion de mouvements (jamais de douleurs spontanées).

Pendant quelques jours G... retourna à l'atelier faisant avec l'aide d'une personne un trajet de 1/4 d'heure pour gagner l'omnibus; il dut bientôt cesser et entra le 21 janvier 1895 à l'hôpital Saint-Antoine.

Examen du malade. — La *démarche* est caractéristique, G... lance les jambes en avant et les laisse retomber lourdement sur le sol; l'incoordination s'exagère dès qu'il ne regarde plus ses pieds en marchant, cependant il sent bien le sol sous ses pieds et n'a pas de sensation de ouate.

Le *signe de Romberg* est très net.

Étant au lit il arrive facilement et sans trop d'hésitations à atteindre avec le pied le but désigné.

G... prétend ne pas perdre ses jambes dans son lit, cependant quand on lui ferme les yeux et que l'on place ses jambes dans différentes positions il fait souvent des erreurs dans l'appréciation de la position donnée aux membres; les erreurs sont plus marquées pour la jambe droite.

Ses *membres inférieurs* sont très amaigris; le mollet droit a $0^m,25$ de circonférence; le gauche $0^m 26$ 1/2. Le genou gauche est le siège d'une hydarthrose de moyenne intensité, peu douloureuse. Les surfaces articulaires ne paraissent pas très modifiées ; dans les mouvement d'extension et de flexion du membre on perçoit seulement de légers craquements ; mais des craquements analogues existent dans le genou droit qui ne présente cependant aucune déformation.

Aucun trouble de la *miction*. G… dit bien qu'il est obligé de pousser, mais il éprouve cette légère difficulté depuis qu'il a eu ses blennorhagies.

L'*appétit sexuel* est considérablement diminué et cela déjà depuis plus d'un an.

Les *réflexes rotuliens*, sont totalement supprimés.

Les *réflexes crémastériens* sont abolis des deux côtés.

Les *réflexes abdominaux* existent et sont plus marqués à gauche.

Les *membres supérieurs* ne présentent aucune incoordination ils sont affaiblis mais ne tremblent pas.

L'écriture est très facile.

Sensibilité, il n'existe *aucune douleur*, ni douleurs fulgurantes dans les membres ni douleurs viscérales ; pas de sensation de constriction thoracique. La *sensibilité objective* est intacte.

Troubles oculaires : jamais de ptosis ni de diplopie. Myosis très marqué qui rend difficile la recherche du signe d'Argyll Robertson ; ce signe existe cependant.

L'*acuité auditive* est égale des deux côtés.

6 Février. L'hydarthrose du genou gauche a augmenté ; cependant il n'existe pas de douleur.

Dans le tiers inférieur de la cuisse on constate au-dessus du cul de sac supérieur de la synoviale un épaississement considérable des masses musculaires qui présentent une consistance presque ligneuse. Léger œdème de la face interne de la cuisse gauche.

La palpation des membres a déterminé une rougeur très vive et persistante, beaucoup plus marquée du côté gauche que du côté droit, bien que les pressions aient été faites en même temps et avec autant d'insistance d'un côté que de l'autre.

Le réseau veineux péri-articulaire est plus accusé à gauche qu'à droite.

12 Février. Ponction du canal rachidien avec un trocart : issue d'une certaine quantité de liquide céphalo-rachidien.

Dans les premiers jours du mois de mars, l'état général du malade décline ; la fièvre s'allume, la température du soir atteint 39°, celle du matin tombe à 37° 5. L'expectoration attire l'attention vers les phénomènes pulmonaires ; et, l'auscultation du poumon, fait découvrir une caverne en voie de formation.

20 Mars. La déformation du genou gauche s'est considérablement accrue. De chaque côté du tendon rotulien existent des tuméfactions fluctuantes. Au-dessus de la rotule et se prolongeant sur la face interne de la cuisse s'allonge une seconde poche kystique, ces deux collections liquides paraissent communiquer l'une avec l'autre et la fluctuation paraît s'y transmettre intégralement.

La palpation de la région est légèrement douloureuse.

Pendant le mois d'avril et le commencement de mai les symptômes nerveux restent identiques mais la tuberculose pulmonaire fait des progrès ; le poumon droit se creuse, le poumon gauche se ramollit peu à peu ; l'état général décline et le malade meurt dans la cachexie le 13 mai 1895.

Autopsie. — Pratiquée 24 heures après la mort.

Le sujet est extrêmement émacié, atrophie très marquée des masses musculaires des membres.

Plèvre. — Il s'écoule une faible quantité de liquide pleurétique louche. Les plèvres sont très adhérentes aux parois thoraciques et au diaphragme.

Poumons. — Le poumon droit présente à son sommet et directement sous la plèvre une caverne de la grosseur d'un œuf. Deux cavernules siègent au-dessous d'elle et communiquent ensemble.

Les deux tiers supérieurs du poumon sont infiltrés de tubercules, la base est relativement saine.

Le poumon gauche présente à son sommet une petite excavation, le lobe supérieur est en grande partie infiltré de tubercules.

Les deux tiers inférieurs sont sains quoique un peu congestionnés.

Péricarde. Cœur. — Le péricarde est sain, il contieut une très faible quantité de liquide citrin. Le cœur pèse 190 grammes ; il est petit, peu coloré, présente un dépôt notable de graisse le long des sillons. L'appareil valvulaire paraît sain.

Foie. — Le foie est gros, un peu gras. Son poids est de 1510 gr. Il présente sur une coupe quelques granulations jaunâtres d'origine tuberculeuse.

Rate. — Elle pèse 175 grammes et paraît saine.

Reins. — Les reins sont normaux.

Vessie. — La vessie est très distendue par une grande quantité d'urine.

Il n'existe pas de retrécissement de l'urèthre.

Articulation du genou du côté gauche. — A l'ouverture de l'articulation il s'échappe une quantité considérable de pus grumeleux qui siégeait dans l'articulation elle-même et dans plusieurs poches avoisinantes. Ces poches s'étendaient sur toute la moitié inférieure de la cuisse et la moitié supérieure de la jambe.

A la cuisse il existe 3 grandes cavités ; l'une, externe, entre le vaste externe et le droit antérieur ; les deux autres internes entre le vaste interne, les adducteurs et le droit antérieur. Ces 3 poches se réunissent au-dessus de la rotule et de là envoient un prolongement sur la partie externe de l'articulation établissant ainsi une communication entre ces collections purulentes de la cuisse et une vaste cavité ayant disséqué les muscles de la région externe de la jambe.

La cavité articulaire est remplie de magma purulent. Les cartilages sont relativement sains ; la synoviale est au contraire tapissée d'une épaisse membrane pyogène. Les ligaments sont résistants quoique infiltrés de matière caséeuse.

Les poches purulentes communiquent les unes avec les autres par des orifices de différentes grandeurs ; elles paraissent avoir eu pour origine les synoviales articulaires et péri-articulaires.

Les caractères objectifs de ces différentes poches sont ceux d'abcès froids d'origine synoviale avec leur magma et leur membrane pyogène.

Le pus contenu dans ces cavités renferme de nombreux

bacilles de Koch (3 ou 4 par champ du microscope). Les globules de ce pus sont en dégénérescence granuleuse et leurs noyaux se colorent difficilement.

Centres nerveux et nerfs périphériques. — A l'état frais, il n'existe aucune modification digne d'être notée ; les méninges craniennes et rachidiennes sont normales.

Le cerveau paraît sain, et les coupes macroscopiques ne révèlent rien de particulier.

Les différentes parties du système nerveux central ont été durcies dans le formol, les nerfs périphériques dans l'acide osmique.

Quelques coupes ont été colorées par le picro-carmin, les autres ont été traitées par les procédés de Pal et d'Azoulay.

Examen histologique.

1° *Axe gris.* — Les cellules nerveuses paraissent intactes ; les cellules de la colonne de Clarke, en particulier sont normales ; mais les fibrilles nerveuses qui les entourent sont atrophiées ; les cellules tranchent alors nettement sur le fond jaune de sclérose (coloration de Azoulay) ; elles sont plus visibles encore sur les préparations colorées par le picrocarmin.

Il n'y a donc à signaler qu'une atrophie des fibrilles nerveuses, c'est-à-dire des collatérales ; cette lésion existe dans toute la hauteur du segment lombaire, atteint son maximum vers la hauteur de la 12ᵉ paire dorsale, disparaît vers la 4ᵉ dorsale ;

2° *Cordon postérieur.* — Les altérations de ce cordon sont considérables ; elles atteignent la presque totalité des fibres nerveuses ; les cordons de Burdach, de Goll, les zones de Lissauer sont sclérosées ; seule la zone marginale de Westphal est intacte.

C'est de même au niveau du segment lombaire que ces altérations sont les plus manifestes ; elles diminuent à mesure que l'on examine les étages plus élevés de la moelle. A la hauteur de la 4ᵉ paire dorsale quelques fibres saines reparaissent dans les zones de Lissauer, et dans la partie externe du cordon de Burdach ; la partie interne de ce cordon et le cordon de Goll restent sclérosés. A ce niveau le cordon postérieur du côté gauche est moins atteint que celui du côté droit.

Vers la 1ʳᵉ dorsale les fibres nerveuses saines sont plus nombreuses, elles doublent la corne postérieure d'une large bande noire, qui refoule vers le cordon de Goll la partie sclérosée.

Au-dessus cette bande s'accroît peu à peu, les lésions diminuent d'étendue.

Racines rachidiennes. — Des coupes en séries furent pratiquées sur la 2ᵉ lombaire, les 1ᵉ, 4ᵉ, 8ᵉ, 12ᵉ racines dorsales. Les méthodes de coloration employées furent les suivantes : acide osmique et tannin suivant le procédé d'Azoulay ; picro-carmin, hématoxyline-éosine. Dans toutes ces racines existe une dégénérescençe complète de la plupart des fibres nerveuses ; les tubes ayant conservé leur gaine de myéline sont extrêmement rares. Cependant il est permis de se demander si tous les cylindraxes sont détruits ; sur les coupes colorées au picro-carmin, il est possible de reconnaître la présence de points très colorés, ressemblant absolument à des cylindraxes sectionnés.

Les altérations des tubes nerveux s'étendent jusqu'aux ganglions rachidiens, et disparaissent à ce niveau. Des lésions interstitielles très nettes, existent au niveau de la traversée de la racine dans l'infundibulum fibreux que forment jusqu'au ganglion spinal les méninges réunies dure-mère, arachnoïde et pie-mère.

Ces lésions interstitielles consistent surtout en une prolifération embryonnaire autour des faisceaux nerveux dégénérés : le tissu conjonctif comble ainsi les vides laissés par la disparition de l'élément noble. Il se pourrait toutefois que cette irritation proliférative, qui paraît être de date récente, fut sous la dépendance de l'infection ayant entraîné la mort du malade ; la dégénérescence atrophique des fibres nerveuses n'aurait ainsi servi que de cause prédisposante ; la sensibilité de cette région vis à vis des infections quelconques rend très vraisemblable cette hypothèse.

Ganglions rachidiens. — Les recherches ont porté sur le 2ᵉ ganglion lombaire, les 1ᵉʳ, 4ᵉ, 8ᵉ, 12ᵉ ganglions dorsaux. Les cellules présentent toutes des modifications de forme et de structure ;

elles sont atrophiées, ratatinées. Leur noyau, et leur protoplasma ne paraissent pas sensiblement altérés ; mais il existe dans la cellule même, de nombreuses granulations jaune-rougeâtre. Il m'est impossible de me prononcer sur la valeur de ces lésions, ont-elles une spécificité quelconque ? Sont-elles banales ? Je ne puis qu'ajouter que je ne les ai jamais retrouvées aussi nombreuses, aussi nettes dans les ganglions rachidiens de cinq sujets non tabétiques, morts d'affections quelconques.

Nerfs périphériques. — Les nerfs ont été plongés dans l'acide osmique, et dissociés ensuite dans la glycérine. L'examen a porté sur les nerfs suivants : Au membre inférieur : le tibial antérieur, le poplité, le crural ; au membre supérieur : le cubital, le musculo-cutané, le médian.

Tous ces nerfs contiennent quelques fibres dégénérées, en nombre variable il est vrai. Les nerfs du membre supérieur sont normaux, il faut faire de nombreuses préparations pour trouver une fibre altérée.

Les nerfs du membre inférieur sont plus atteints ; particulièrement l'extrémité inférieure du nerf tibial antérieur. Il est facile de constater par une simple dissociation la présence de tubes nerveux réduits à de simples gaines de Schwann dans lesquelles se rencontrent quelques boules de myéline. Les mêmes altérations existent dans le nerf poplité, et dans le nerf crural, mais en nombre beaucoup moins considérable.

Méninges. — Les méninges rachidiennes sont normales. Les vaisseaux ne présentent aucune altération.

Nerf auditif. — Le nerf auditif ne fut examiné que dans la partie interne, au niveau où il pénètre dans l'encéphale; ses fibres nerveuses étaient intactes. L'examen des ganglions d'origine de ces fibres ne fut pas pratiqué.

Muscles. — L'examen histologique des muscles droit antérieur, et jambier antérieur ne révèle aucune altération.

RÉSUMÉ. — Dégénérescence manifeste des collatérales, des cylindraxes entrant dans la constitution du système radiculaire postérieur; dégénérescence des mêmes cylindraxes se prolongeant dans la racine, jusqu'au ganglion rachidien.

Dégénérescence de quelques fibres nerveuses périphériques, particulièrement de celles qui innervent l'extrémité inférieure de la jambe.

Atrophie, pigmentation abondante des cellules ganglionnaires.

Intégrité des vaisseaux et des méninges, sauf à l'endroit où la racine traverse le canal formé par des méninges avant le ganglion rachidien, siège de quelques lésions récentes imputables à l'infection terminale.

OBSERVATION II (inédite) (1).

Tabes moteur à début rapide. — Crises viscéralgiques passagères. — Amaurose. — Arrêt de l'évolution.

EXAMEN CLINIQUE. — La nommée P... Alexandrine, âgée de 26 ans, mécanicienne, entre le 30 juin 1891 dans le service de M. Chauffard à l'hôpital Broussais.

Il n'y a pas de tare névropathique à noter dans les antécédents héréditaires de la malade.

Pendant son enfance, elle eut plusieurs maladies infectieuses : variole à 8 ans, scarlatine à 11 ans. Pas de traces de syphilis. Trois grossesses; les deux premières sont normales, la troisième se termine par un accouchement prématuré au commencement du 7e mois, l'enfant était mort.

Pas d'intoxication (plomb, cuivre, mercure, alcool). La malade boit environ 3/4 de litre de vin par jour, un peu de liqueur le dimanche; elle ne présente d'ailleurs aucun symptôme d'intoxication éthylique.

Début de la maladie. — En janvier 1891, la malade commença à se

(1) Je n'ai pu étudier la malade dont il s'agit que pendant mon année d'internat chez M. Chauffard, c'est-à-dire en 1893; je tiens donc à remercier ici mon maître de l'amabilité avec laquelle il m'a communiqué l'observation entière.

fatiguer facilement; la marche devint hésitante, mais resta possible encore, sans soutien. En mars, un nouveau trouble apparut : l'effondrement subit des jambes; la marche sans soutien fut dès lors impossible. Dans les premiers jours de juin, la malade renonça à sortir, elle ne pouvait plus descendre ses escaliers.

Etat actuel. — Examen le 30 juin 1891.

La malade ne peut marcher qu'en se tenant aux objets voisins; elle hésite dans sa marche, les yeux fixés à terre, elle lance ses jambes en avant et talonne fortement. La station debout est impossible les yeux fermés.

La malade étant couchée, il existe encore de l'hésitation et de l'incoordination des mouvements des membres inférieurs.

Les mouvements des membres supérieurs sont faciles. Abolition totale des réflexes rotuliens, même pendant la contraction musculaire des membres supérieurs suivant le procédé de Jendrassik.

La force musculaire est conservée dans les extenseurs de la jambe sur la cuisse, un peu diminuée pour les fléchisseurs.

Sensibilité : a) au contact : A la plante des pieds réflexes peu intenses, le sensibilité est diminuée, avec un léger retard dans la perception. — b) a la douleur : Cette sensibilité est obtuse en certains points des membres inférieurs; la piqûre est perçue comme une sensation de contact à la face antérieure des jambes. — c) a la température : Normale. — *Aucun trouble de la sensibilité subjective.* — *Aucune douleur spontanée.*

Troubles oculaires : Pupille gauche dilatée, la pupille droite est normale. Elles ne réagissent pas à la lumière. La pupille droite réagit très légèrement à l'accommodation. Pas de rétrécissement du champ visuel, pas de troubles de la vue. Pas de paralysie des muscles extrinsèques de l'œil.

Odorat : Conservé des deux côtés.

Goût : Conservé également.

Parole : Parole légèrement embarrassée (la malade mouille un peu certaines consonnes, mais elle a toujours parlé ainsi).

Ouïe : Normale, égale des deux côtés.

Rien à noter à propos des *appareils circulatoire* et *respiratoire*.

Les *phénomènes digestifs* s'accomplissent régulièrement.

La *miction* n'a jamais été troublée. — Pas de sucre ni d'albumine dans les urines. Pas de pertes blanches. Grossesse au début.

L'*état général* reste bon. Pas de troubles trophiques. Simple amaigrissement depuis un an, portant surtout sur les membres inférieurs.

Le traitement consiste en : Douches. Iodure de potassium. Suspension.

Novembre 1891. — L'incoordination des mouvements des membres inférieurs a fait des progrès considérables ; la marche est totalement impossible et la malade ne quitte plus le lit.

Dans l'intervalle de ces deux examens apparut un trouble nouveau : des crises douloureuses viscérales. Ces crises étaient précédées d'une céphalalgie intense, durant plus ou moins longtemps, puis des douleurs extrêmement pénibles survenaient dans l'abdomen, la malade les compare à l'arrachement des viscères. Ces douleurs se terminaient par des vomissements glaireux.

4 Mars 1892. — Accouchement naturel. Enfant viable bien conformé, pesant 2975 ; confié à une nourrice 18 jours après.

Dans le mois de mars surviennent les mêmes crises viscérales qu'auparavant, mais plus intenses, plus fréquentes, elles se terminent également par des vomissements glaireux. Ces douleurs sont calmées par des injections de morphine.

Novembre 1892. — Examen de la force musculaire au dynamomètre : main gauche : 47 — main droite : 58.

A la mensuration, les deux membres inférieurs ont les mêmes dimensions.

Jambe :

A 3 centimètres au-dessus de la malléole externe = 0,17 cent.

A 13 centimètres au-dessous de l'angle inf. de la rotule = 0,23 c.

Cuisse :

A 15 cent. au-dessus du bord supérieur de la rotule = 0,37 cent.

A 13 cent. au-dessous de l'épine iliaque ant. sup. $=$ 0,46 cent.

Pendant les années 1893, 1894, 1895, l'incoordination motrice, qui avait atteint son maximum en 11 mois, reste stationnaire. La malade est obligée de rester au lit, elle est incapable de se servir de ses membres inférieurs.

Les crises douloureuses diminuent de fréquence; en 1893, elles apparaissent tous les mois, au moment des règles; puis, vers 1894, elles s'espacent, ne reviennent que tous les 3 ou 4 mois, enfin la dernière survient en mars 1895. Depuis cette époque, aucune douleur.

Dans le même espace de temps les troubles oculaires s'accentuent; l'œil gauche se perd peu à peu; l'œil droit reste intact.

2 Avril 1896 (1).— L'état de la malade est absolument stationnaire. Son aspect n'a pas changé depuis le début de la maladie.

Les membres inférieurs : en extension, les pieds étendus sur les jambes tombent en équinisme. Aucun trouble trophique.

Les mensurations donnent les mêmes chiffres qu'en 1892.

L'incoordination motrice n'a pas varié.

La force musculaire est conservée.

La réaction électrique est légèrement modifiée; il faut un courant d'une certaine intensité pour faire contracter les muscles extenseurs et fléchisseurs des jambes. Les muscles des cuisses se contractent sous l'influence d'un courant plus faible.

La sensibilité présente les mêmes modifications qu'en 1892.

Il n'existe *aucune douleur spontanée.*

En somme, état complètement stationnaire. L'incoordination, qui avait, en quelques mois, fait des progrès si rapides, s'est localisée dans les membres inférieurs.

Les membres supérieurs ont conservé leur adresse, la malade s'occupe facilement à des travaux d'aiguille, son écriture n'a pas changé.

(1) Je ne saurais trop remercier M. Gilbert, dans le service de qui la malade se trouve actuellement, de la complaisance avec laquelle il m'a permis de faire ce nouvel examen.

L'état général reste bon ; l'intelligence est nette ; la parole ne présente aucune modification.

Résumé. — Tabes moteur ; début rapide ; incoordination arrivant à son maximum en 11 mois. Crises viscéralgiques passagères. — Amaurose complète de l'œil gauche. — Arrêt de l'évolution de la maladie.

Etat stationnaire pendant 5 ans.

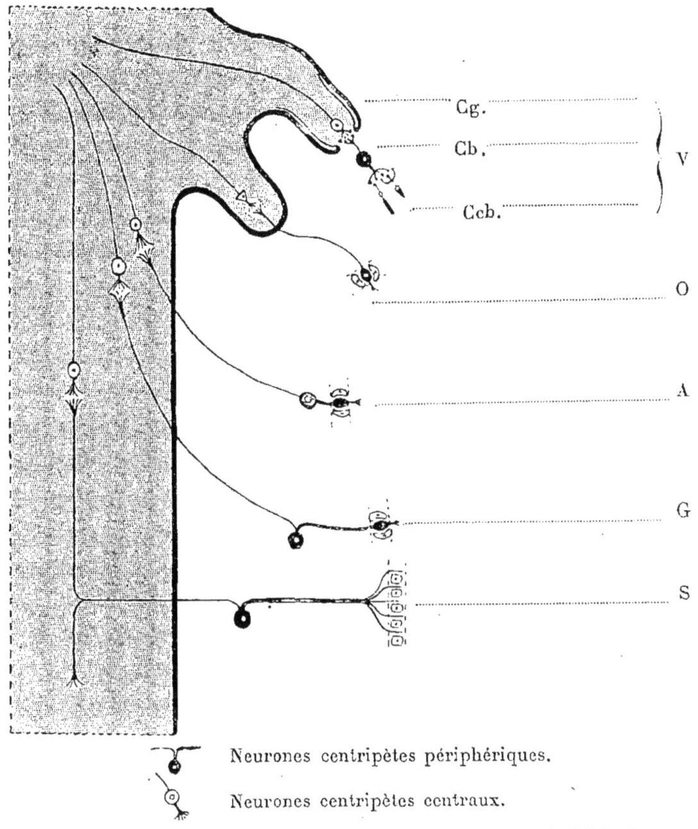

Cg. Cellule glanglionnaire. — Cb. Cellule bipolaire (protoneurone centripète).— Ccb. Cellules des cônes
et bâtonnets. — V. Vue. — O. Olfaction. — A. Audition. — G. Goût. — S. Sensibilité générale (peau).

Pour les nerfs de sensibilité générale, le neurone centripète périphérique est dans le
ganglion spinal.
—   —   —   —   central est dans la moelle.
Pour les nerfs du goût, le neurone centripète périphérique est dans le ganglion de
Jacobson et le ganglion géniculé du
nerf intermédiaire de Wrisberg.
—   —   —   —   central est dans le bulbe.
Pour les nerfs de l'audition, le neurone centripète périphérique est dans les ganglions de Scarpa et de Corti.
—   —   —   —   central est dans le bulbe.
Pour les nerfs de l'olfaction, le neurone centripète périphérique est dans la muqueuse
(intra-épithélial).
—   —   —   —   central est descendu dans le bulbe
olfactif (cellules mitrales).
Pour les nerfs de la vision, le neurone centripète périphérique est dans l'épaisseur
de la rétine (cellules bipolaires).
—   —   —   —   central est dans l'épaisseur de la rétine (cellules glanglionnaires
de la rétine).

(1) Ce dessin m'a été communiqué par M. Launois, auquel j'adresse tous mes remerciements.

CONCLUSIONS

Les diverses théories que l'on a proposées pour expliquer le processus anatomique du tabes dorsalis peuvent se grouper en deux classes distinctes : les unes incriminent le tissu interstitiel, dont les lésions prolifératives agissent sur les tubes nerveux, soit par compression, soit par irritation, soit des deux manières à la fois ; les autres font du tabes une affection primitivement parenchymateuse.

Des théories interstitielles, les dernières en date sont celles d'Obersteiner et Redlich, d'une part ; de Nageotte, d'autre part. Elles sont réfutables par des arguments d'ordre anatomo-pathologique ; elles sont, de plus, impuissantes à expliquer le syndrome tabétique dans son ensemble.

L'origine parenchymateuse, affirmée par la grande majorité des auteurs, est seule capable d'expliquer les différentes modalités cliniques du tabes dorsalis.

A la définition classique, de tabes, affection systématique localisée aux fibres radiculaires postérieures, il faut substituer la formule plus large de tabes : affection du protoneurone centripète.

Le protoneurone centripète représente la première partie de toutes les voies sensitives en général, il doit être étudié particulièrement pour les voies optique, acoustique, radiculaires spinales.

L'étude embryologique et tératologique des différents protoneurones centripètes, démontre que ces neurones possèdent une autonomie originelle certaine.

De cette différenciation, dès le début de la formation embryonnaire, découlent des aptitudes morbides spéciales héréditaires ou acquises.

Les discussions qui se sont élevées pour fixer la lésion primitive du tabes soit sur les troncs radiculaires, soit sur les nerfs périphériques, soit sur les cellules ganglionnaires, seront toujours et forcément inutiles. Il est préférable de considérer le protoneurone comme un tout continu dont les membres sont étroitement solidaires entre eux.

Cette explication est d'autant plus légitime, que les travaux les plus récents démontrent cette solidarité pour toutes les parties du protoneurone centrifuge, beaucoup mieux connu dans son anatomie normale et pathologique que le protoneurone centripète.

En considérant ainsi le syndrome tabétique, comme traduisant cliniquement les lésions du protoneurone centripète, on explique la diversité des aspects multiples que peut prendre la maladie de Duchenne, et on fournit une explication rationnelle des différents symptômes.

TABLE DES MATIÈRES